성분명처방

단골약국의 '방아쇠'

성분명처방, 약값 아낀다

KB037093

성분명처방

단골약국의 '방아쇠'

성분명처방, 약값 아낀다

약국신문

성분명처방백서를 세상에 내놓다
상품명처방은 의롭지 않은 '집단최면'

미래노인입장에서 관점하면 성분명처방 판단된다

독거노인의 삶을 다룬 책을 읽은 적이 있다. "한달에 쓸수 있는 돈은 39만원이다. 이 돈으로는 병원에 가는 것도 약을 사 먹는 것도 두렵다" 앞의 구절은 성분명처방의 현실화가 노인의 입장에서 생각하고 판단되어야 한다는 큰 그림을 가능하게 한다. 약사출신 국회의원, 구청장, 도의원, 시의원 및 약학대학 교수, 오피니언 개국약사, 현역국회의원 (윤관석 · 윤후덕 · 이만희의원) 등의 귀한 원고로 '미래약사의 비밀병기, 성분명처방' 을 세상에 낸다. 약사사회 현안인 편의점약, 성분명, 한약사 등의 근본적인 해결책은 성분명처방이다. 왜냐면 성분명처방은 약사의 더 나은 '능동성' 을 가능하게 하기 때문이다.

2018년은 동네사랑방약국 복원의 해

9년 넘게 공공심야약국을 운영중인 김유곤 약사는 말한다. "약국은 상행위 공간을 넘어 동네 사랑방약국으로 복원해야 합니다" 의약분업

전을 생각해 보자. 과거 동네약국은 약.한약.건식.음식.운동.마음케어의 중심이었다. 초고령사회를 목전에 둔 한국사회에 외치고 싶다.

'지금부터 동네 사랑방약국의 복원을 선언'합니다. 성분명처방의 현실화로 '약선택의 자기결정권'이 높아지고, 타인의 체온이 필요한 고령인구들에게 약사약국이 새로운 '온기'로 재해석되길 희망한다. 마지막으로 경향각지에서 귀한 원고를 미래약사사회와 공동체를 위해 보내주신 공저자 여러분께 머리숙여 감사한 마음을 전한다. 미래약사의 온전함은 결국 국민건강이기에 성분명처방의 '**의무화 커뮤니케이션**' 도구로 본서가 사용되어지길 소망합니다.

2018년 8월

약국신문 편집인 주간 **이 상 우**

목 차 •

약사리더가 말하는
'성분명처방'

보건의료비 절감은 '성분명처방'

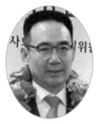

김종환
(서울시약사회장)

최근 정부의 무분별한 규제 완화 정책으로 국민 건강이 위협받고 있다. 안전상비약품 품목을 13개에서 20개까지 확대하고, 원격화상투약기의 도입 추진 등 생명이 가치인 의약품의 안전한 사용 환경이 훼손되고 있는 것이다.

전국 2만7,000여개 편의점에서 안전상비의약품 13개 품목이 판매되고 있는 상황에서 편리성을 내세워 원격화상투약기를 도입하겠다는 정부의 번지수부터 잘못됐다.

국민들이 심야시간이나 공휴일에 일반의약품의 구입 불편을 호소하는 것이 아니라 전문의약품이다. 원격화상투약기가 아니라 당번의원·약국의 실시와 공공약국의 도입이 시급한 것이다.

국민의 생명과 안전을 보장하기 위한 최소한의 규제가 아닌 국민건강 증진과 보건의료비 재정절감을 가로막고 있는 불필요한 규제부터 풀어야 한다.

만성질환자의 처방전 재사용은 환자 편리성을 위해 끊임없이 요구해왔던 부분이자 대다수 국민이 원하고 있음에도 규제로 틀어쥐고 있을 이유가 없다.

또한 약사의 만성질환자 혈당 · 혈압 측정을 불법으로 규정하는 것은 과도한 규제이다. 외국에서는 만성질환자 관리를 위한 약국의 일상 업무이자 백신접종도 가능한 것은 잘 알려진 사실이다.

생동성 품목에 대한 대체조제 사후통보 폐지와 성분명 처방도 반드시 개혁할 과제라는 점은 애써 강조할 이유도 없다.

앞으로 우리사회가 급속한 초고령화 사회로 접어들 것은 필연적이기 때문에 정부의 정책은 국민건강을 증진시키고 보건의료비를 절감할 수 있는 정책에 무게 중심을 둬야 한다.

▶ 약제비를 줄이는 성분명처방

근본적인 해결책은 대체조제와 성분명 처방이다. 2008년 경제위기로 포르투갈, 이태리, 그리스 등은 재정적 어려움을 겪고 있어 의료비에서 약제비 비중을 정책적으로 줄여나가기 위해 성분명 처방을 의무화했다.

유럽에서는 성분명 처방이 확대되는 추세지만 유럽도 우리와 마찬가지로 성분명처방과 대체조제에 대해 동일하게 의사들의 반발과 제도적 허점을 갖고 있다.

생물학적 제제나 의학적 판단근거 있을 경우 대체조제를 금지하고 있으며, 성분명처방 의무화가 돼있지만 이를 준수하는 체계는 미약한 것이 현실이다.

대부분 유럽 국가가 대체율이 10~20% 미만에 불과하고, 프랑스의 경우 인센티브를 제공하고 있지만 12% 밖에 안 될 정도로 아직도 낮은 수치이다.

의사들도 성분명 처방이 자신들의 선택권을 제한하고, 제네릭이 오리지널보다 열등하다는 환자 인식이 팽배할 뿐만 아니라 잦은 대체조제로 복약순응도도 떨어진다고 지적하고 있다.

그러나 영국과 네덜란드는 대체율이 약 80%에 달한다. 영국의 경우 전자처방전에 의사가 상품명을 처방해도 자동적으로 성분명이 입력되는 시스템을 갖고 있기 때문이다.

유럽도 성분명 처방 시행이 의사들의 반발로 쉽지만은 않다. 의사들의 반대이유가 우리와 다를 바 없으나 정부 차원의 실행의지에서는 큰 격차가 느껴진다.

우리도 제도상으로는 성분명처방, 상품명처방, 대체조제가 모두 가능하지만 처방의 대부분은 상품명으로 처방이 된다. 99.5% 이상이 처방된 그대로 조제가 되며, 단지 0.5%미만에서만 대체조제가 이뤄지고 있다.

이는 상품명 선택의 권한을 가지고 있는 의사가 공식적이나 비공식적으로 병의원에서 처방한 의약품을 약국에서 대체조제 하지 못하게 하고 있기 때문에 나타난 결과다.

▶ 약국이 모든 의약품을 다 갖출 순 없다

약국에서 수만가지의 의약품을 모두 갖출 수는 없다. 대체가능한 성분군에 대해 한 가지 성분에 대해 평균 10개 이상의 회사가 생산을 하고 있는데 이 모든 회사의 제품을 모두 약국에서 갖출 수도 없고, 그럴 필요도 없다.

결국 약국에서는 병원 가까이로 이전을 하고, 가까운 병의원의 의약품만 준비하는 현상이 초래됐다. 이제 약국의 역량이 아니라 위치에 따라 잘 되는 약국이 결정되는 모순이 발생하게 됐다.

약국이 병의원의 눈 밖에 날 경우에는 동일성분이라도 상품명을 자주 바꾸거나 취급하는 성분을 바꿈으로서 약국은 재고만 누적돼 큰 피해를 입게 된다. 이는 불필요한 사회적인 비용 손실로도 이어진다.

약국은 결국 병의원에 종속돼 처방이 문제가 있어도 이의제기가 힘들뿐만 아니라 오류처방으로 인해 환자가 피해를 입었다하더라도 소비자 입장에 서서 의견을 피력하기가 어려운 실정이다.

환자가 특별히 조제를 원하는 약국이 있다고 하더라도 약을 보유하지 못해 조제를 받을 수 없는 경우가 많이 있다. 이는 약국의 입장에서는 아무리 친절하게 좋은 서비스를 해주더라도 다양한 기관에서 받아오는 처방전에 대해 전부 조제할 수 없다는 것이다.

▶처방전 분산은 약국서비스의 경쟁 유도

성분명 처방에 앞서 대체조제가 원활하게 되는 사회적 분위기가 형성된다면 환자는 본인이 원하는 서비스를 좋은 특정 약국에서 다양한 기관의 처방을 받을 수 있다.

그리고 처방전이 분산 된다면 단순한 자리싸움이 아니라 약국간 서비스 경쟁이 가능해진다. 약국의 서비스 질이 높아진다는 것이다.

▶성분명처방의 공감대는 '공익' 에서 출발해야

따라서 대체조제 활성화와 성분명 처방을 위한 환경 조성을 위해서는 정부의 노력이 중요하다. DUR이 계속되는 대국민 홍보로 자리 잡았듯이 우선적으로 제네릭 의약품에 대한 국민적 신뢰를 얻기 위한 대국민 홍보가 필요하다.

제네릭이 오리지널과 동등하다는 환자의 이해도를 높이고 인식을 개선하는 데 정부의 역할이 중요하다는 것이다. 물론, 약사의 적극적인 역할도 필요하다.

성분명 처방에 앞서 생동성 신뢰 확보, 제네릭 약가 인하, 대체조제 활성화 규정 개정, 의·약사·학계 합의, 리베이트 근절 등 투명한 유통구조 확립, 대국민 홍보·교육 등 다양한 노력을 시작할 때다.

우선 성분명처방의 장단점 논의와 실효성 검토로 의견을 수렴하고, 제네릭 조제 환경 제도 개선, 시범사업 통한 보완 등 단계적인 도입을 검토해야 한다.

의료비 재정을 절감하고 현재 보건의료체계를 지속할 수 있는 공공이익적 관점에서 접근하면 의사 의견도 극복할 수 있을 것이다.

정상적인 의약분업의 시작, 성분명처방 '국민'이 원한다

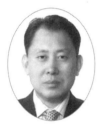

최광훈
(경기도약사회장)

2000년 8월 의약분업이 시행된 이후 고가인 오리지널 의약품 처방행태(상품명 처방)의 고착화로 인해 보험재정에서 약품비 지출이 급증하여 장기적으로 재정안정에 심각한 위험이 되고 있습니다. 상품명 처방은 환자의 의약품 선택권을 제한하고 국민의 약국 이용 편의를 저해할 뿐만 아니라 약국의 재고 부담을 증가시키는 등 부작용을 초래하고 있습니다.

▶프랑스는 이미 성분명처방 시행

우리나라와 달리 프랑스는 2015년부터 성분명

처방을 실시하고 있고, EU도 2017년부터 성분명처방 시행을 준비하고 있습니다.

그러나 우리나라에서 성분명처방으로 가기위한 전단계인 대체조제(동일성분조제)율을 보면 2013년 처방일수 기준 전체 대체조제율은 0.27%, 저가약 대체조제 장려금을 지급받은 대체조제율은 0.07%로 대체조제는 유명무실한 상황입니다.

이웃나라인 일본만 보더라도 2012년 대체조제율은 22.8%입니다.

현재 우리나라의 인구고령화 추이 및 전망(통계청)에 따르면 2011년 65세 이상 인구의 비율이 11.4%이며 향후 고령화 속도가 더욱 빨라져 10년 후인 2026년에는 초고령 사회에 진입할 것으로 보입니다.

참고로 총인구에서 65세 이상의 인구가 차지하는 비율이 7%이상이면 고령화사회, 14%이상이면 고령사회, 20%이상이면 초고령사회로 지칭됩니다.

▶노인의료비 증대는 성분명처방의 '대의명분'

지난해인 2015년, 65세 이상 노인은 622만명으로 전체 건강보험 적용대상자의 12.3% 비율을 나타냈지만 진료비 비중은 이보다 훨씬 많은 37%를 차지한 것으로 조사됐으며, 노인 진료비로는 건강보험 총진료비 58조에서 21조4천억이 지출되었습니다.

특이한 사항은 지난해 중동호흡기증후군(MERS 메르스) 여파로 병원진료 기피현상이 나타났는데도 건강보험 총 진료비(비급여 진료 제외)는 전년 대비 6.7% 늘어났으며, 이는 노인 의료비 증가가 진료비 증가의 주된 요인이라 보여 집니다.

건강보험심사평가원의 지난해 진료비 심사 실적 통계를 보면, 65세 이상 노인이 병원을 찾게 한, 1위 질병은 입원의 경우 '노년백내장'이었고, 외래는 '본태성고혈압'이었습니다.

또한 연간 진료비 규모가 가장 큰 질환은 '알츠하이머형 치매'로 나타났습니다.

저출산 고령화인 사회에서 지속가능한 건강보험제도를 유지하려면 재정절감이 필수적이며, 이에 대한 대안 중 하나로 성분명처방은 조속히 실시돼야 합니다.

성분명처방이 재정 절감에 기여한다는, 최근에 나온 '대체조제 현황분석 및 정책제언' 보고서에 따르면, 2013년 전체 원외처방조제중 저가약으로 대체가능한 약품의 총금액은 약 5조원 규모로, 해당 의약품이 모두 저가 대체조제 됐다고 가정했을 때 추정할 수 있는 최소 총금액은 3조4억원이며, 이중 30% 인센티브를 제외한 추정 가능한 재정 절감액은 1조천억원으로 분석됐습니다.

그러나 실제 2013년 전체 원외처방조제 중 대체조제가 이뤄진 처방조제 원 처방 총금액은 46억 원이었으며, 이중 저가 대체조제가 이뤄진 총금액은 39억이었습니다. 이를 통해 실제 조제약국에 지급된 인센티브 금액은 2억원, 실제 재정절감금액은 4억8천만원으로 집계됐었습니다.

성분명 처방, 단골약국의 '방아쇠'

▶ 의약품 선택권을 환자에게 허락하라

그렇다면 유명무실한 대체조제제도로부터 성분명처방으로 가기위한 몇 가지 제언을 하겠습니다.

첫째로 매년 국회도 국정감사 때마다 단골로 대체조제제도 활성화 방안 마련을 요구하구 있으며, 식약처도 '제네릭의약품 바로알기' 홍보책자을 만들어 보험공단 지사를 통해 배포하고 있기는 하지만, 공중파방송이나 일간지를 통한 적극적인 홍보는 상대단체를 의식해 이루어지지 않고 있습니다.

상대적으로 의료정보가 취약한 국민들은 아직까지 대체조제를 동일성분조제로 이해하지 않고 유사효능(시밀러)약으로 조제해 주는 것으로 받아들이고 있는 실정입니다.

2014년 국민여론조사(조사기관 닐슨리서치)에 따르면 국민의 95%가 제네릭의약품에 대해 들어본적이 없다고 했으며, 65%는 환자로서 의약품선택권이 있다면 제네릭의약품을 구입하겠다고 답변했습니다.

따라서 환자가 성분명처방에 대한 불안감을 없애고, 조제시 처방의 약품에 대해서도 선택권을 행사 할 수 있도록 보건복지부, 건강보험공단, 심사평가원등 국가기관의 합리적이고 비용효과적인 의약품 사용 필요성에 대한 지속적이고 적극적인 대국민 교육과 홍보가 절실합니다.

둘째로는 기준가에 극도로 민감한 국내 제약회사들의 제네릭의약품 가격 인하경쟁을 유발시키는 것입니다.

저가약 대체조제제도가 활성화 되지 못한 원인 중 하나로 복지부의 모순된 정책(동일성분, 동일약가)시행 때문 입니다. 만약 제약회사간 선의의 저가 경쟁을 통하여 가격이 낮춰진다면 대체조제제도 활성화에 큰 기여를 하리라 봅니다. 또한 정부가 비용효과적인 제네릭의약품의 가격을 시장에 공개해 준다면, 만성질환 환자들은 의사 처방 시 저가 제네릭의약품 처방을 요구함으로써 경제적 이익을 볼 수 있으며, 이는 자연스러운 성분명처방제도의 정착으로 가는 지름길로 볼 수 있습니다.

▶ '저가약' 이라고 효능이 낮은 것은 아니다

사실 급여비 청구액 상위 20개 성분만 저가약으로 대체조제해도 절감액이 5천억원이 넘는 것으로 추정되고 있습니다.

그러나 현실적으로 성분명처방과 대체조제가 성공적으로 안착되려면 공급자들에게 품질이 오리지널과 동등하다는 확신과 생물학적동등성 시험에 대한 불신을 해소 시켜주어야 하며, 국민들의 의식을 바꾸는 노력도 동시에 수반되어야 합니다.

셋째는 급여등재의약품의 제품명에 성분명 병기를 법적으로 의무화해야 하며, 처방전 발행 시 처방약품에 성분명을 기재케 함으로써 대체조제에 대한 이해도를 높이고 대체조제에 대한 거부감을 해소 시켜야 합니다.

마지막으로 현재는 대체조제시 약사에게만 약가차액의 30%를 장려금으로 지급해 주고 있습니다.

그러나 앞으로는 환자에게도 인센티브가 돌아가는 제도를 만들어야 합니다. 즉 환자가 대체조제에 동의한다면 본인부담금을 낮춰주는 방법도 연구해 보아야 합니다.

또한 약사가 대체조제시 환자에게 설명하고 사후통보 하는 등 조제 품목수에 따라 행위량은 증가 되고 있지만, 천편일률적으로 조제기본료는 대체조제한 약사나 하지 않은 약사나 동일한 수가가 적용됩니다. 따라서 대체조제 행위 시 조제기본료의 수가는 차등인상이 되어야합니다.

▶ 처방전 분산의 선순환 요망된다

또한 성분명처방은 처방전 분산으로 약국의 양극화(30%약국이 수가70%점유)을 해소 할 수 있고, 환자가 원하는 약국에서 조제 받을 수 있어, 처방약을 찾아다니는 불편을 해소 할 수 있으며, 접근성보다는 복약지도등 서비스로 승부를 하게 함으로써 약국의 질적 향상을 유도 할 수 있습니다.

현재 우리사회가 당면한 가장 시급한 문제는 저출산 고령화문제로, 가입자는 늘지 않고 수급자만 증가하는 추세에 있으며, 이로 인해 건강보험에서 지출되는 총약제비는 매년 증가하고 있으나 미래 재원은 불안한 실정입니다.

이제는 지속가능한 건강보험제도를 유지시키기 위해 성분명처방 의무 실시를 포함한 건강보험료부과체계 개편 정책 등, 필요한 제도를 조기에 시행해야 합니다.

'상품명처방'이
답이 될 수 없습니다

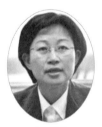

김미희
(전 국회의원)

▶ "대체조제"를 할머니에게 설명한 김약사 이야기

김 약사: 나현이할머니, 오셨어요?

나현이할머니: 약은 다 지어놨지요? 오늘은 비가 와서 약국이 평소보다 한산하니 어제 말한 대체조제가 뭔지 설명 좀 해 주구려.

김 약사: 어제 대학병원에서 처방을 받아 저희 약국에 들고 오셨을 때 제가 이렇게 말씀드렸습니다.

"이 이름 그대로의 약은 지금 저희 약국에 준비되어 있지 않네요. 대신 이 약과 성분, 함량, 약효가 똑같다고 나라에서 인정하는 약은 있습니다. 만든 제약회사가 달라 이름만 다른 약으로 대체조제 할 수 있습니다. 꼭 처방전에 나온 이름의 약을 원하신다면 지금 주문해서 도착하는대로 지어서 연락드리겠습니다."

그러자 나현이할머니께서는

"나야 시간이 많으니 집에 갔다가 내일 올게. 주문해서 약 지어놔."
라고 말씀하셔서 처방전대로 지어놓고 오시기를 기다렸습니다.

나현이할머니: 그랬지요.

김 약사: 처방전에 쓰여진 약이름을 '상품명' 이라고 부릅니다. 예를 들어 약 '성분명' 은 '아세트아미노펜' 인데 상품명이 '타이레놀' 입니다. 처음에 이 약을 개발한 회사에서 붙인 이름을 특허기간동안 계속 사용했기에 널리 알려진 겁니다.

신약을 처음 개발한 회사는 특허기간 동안 개발비용을 환수할 수 있도록 독점가격을 보장받습니다. 특허기간이 끝나면 다른 제약회사에서 똑같은 성분의 약을 만들 수 있기에 여러 가지 상품명을 가진 약들이 판매됩니다. 신약개발 비용이 들어가지 않고 알려진 제조법대로 만드는 비용만 들어가니 약 가격이 더 저렴해집니다. 처방전이 있어야만 구입하는 전문약은 의사 약사들에게만 홍보하므로 처방 없이 살 수 있고 대중광고 할 수 있는 일반약보다는 홍보비용이 적게 들어갑니다. 처음 개발한 제약회사는 특허기간이 끝났어도 상품명이 알려졌다는 기득권이 있기에 약 가격을 별로 내리지 않습니다. 나중에 같은 약을 만든 제약회사는 이름이 알려져 있지 않기에 약 가격을 저렴하게 받아 경쟁력으로 삼습니다.

▶ 저렴한 양질의 '약' 선택권은 환자의 '권리'

나현이할머니: 그럼 같은 성분이면서 값이 싼 약을 먹는 게 좋겠네요.

김 약사: 의사선생님들도 특허기간이 끝난 약은 처음 개발한 제약회사의 약을 포함하여 다양한 제약회사의 약 중에 마음에 드는 약을 선택해서 처방합니다. 가격도 고려하십니다. 하나의 성분에 대해 수십 가지의 상품명의 약이 나와 있고 의사선생님마다 제각각 선택하시기에 약국에서 모든 상품명 처방약을 보유하기 어렵습니다. 그래서 처방전에 나온 약과 똑같은 성분과 약효를 가졌다고 나라에서 인정하는 약으로 대체조제 할 수 있습니다.

나현이할머니: 그렇다면 지난 번에 그냥 대체조제 해달라고 할 걸. 난 그것도 모르고 번거롭게 했네요.

성분명처방,
동네약국 부활 '신호탄'

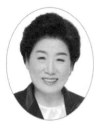

김은숙
(부산중구청장)

▶ 고령시대, 성분명처방은 현실입니다

　성분명 처방은 약제비 절감, 불용 재고 의약품의 낭비 등 경제적 이유로 필요한 정책일 뿐만 아니라 의약품 복용에 취약한 어르신들의 체계적 약력 관리를 할 수 있는 동네약국을 살릴 수 있는 정책이라 무엇보다 필요하다고 생각합니다.

▶ 상품명처방, 금과옥조 아니다

　동네약국이 사라진 이유는 의약분업 후 지역별 공동 처방 목록 없이 의료기관별로 개별 상품명 처

성분명 처방, 단골약국의 '방아쇠'

방을 하고 있기 때문입니다.

　상품명 처방으로 의료기관 주위 약국만 해당 의약품을 구비하고 있기 때문에 환자들은 문전 약국을 이용할 수밖에 없고 동네 약국은 여러 의료기관의 상품명별 의약품을 모두 구비할 수 없기에 처방전을 받을 수 없어 도태되어 사라져 버렸습니다.

▶ 의약품 오남용시대

　문전약국은 처방전 발급 시간에 환자가 몰리게 되니 대기시간이 길어지면서 복약 지도는 짧게 이루질 수밖에 없고 취약한 어르신들은 자세히 상담 받고 싶어도, 궁금한 것이 많아도 대기자에 떠밀려 그럴 수가 없는 실정입니다.

　그러니 여러 지병을 가진 어르신들은 이용 의료기관별로 각각 다른 약국을 전전하면서 해당 처방별 단편적인 복약지도만 받고 있어 의약품 오남용 위험 속에 방치되고 있다 할 것입니다.

▶ 어르신들은 약이 궁금합니다

　이런 문제점을 조금이라도 해소하고자 지역에서 의약품안전사용교육이 실시되고 있는 걸로 알고 있습니다. 어르신들을 대상으로 의약품 관련 교육을 실시하면 교육 후 질문이 쏟아진다고 합니다. 이런 것만 봐도 어르신들이 얼마나 의약품 안전에 취약한지 알 수 있습니다.

강의에 참여한 약사가 그런 말을 했습니다. 강의 후 질문이 많아 개별 질문을 받겠다고 하니 어르신들이 줄을 서시더랍니다. 어르신들은 여러 가지 약을 함께 복용해도 되는지, 평소 먹고 있는 건강기능식품이나 한약과 같이 복용해도 되는지, 약 복용 후 나타나는 부작용 등 많은 것을 궁금해 하시는데 구체적인 처방 내역은 모르고 계셔 질문에 자세한 답을 해 드릴 수 없었다고, 그래서 원론적인 것만 설명하고 복용 중인 약을 다 들고 약국 한 곳을 방문해서 여쭤보시라고 말씀드렸더니 맘 편히 이용할 약국이 없다고 푸념을 하시더라는 겁니다.

▶종합적인 복약상담은 약사뿐입니다

이렇듯 어르신들이 맘 편히 이용할 단골 약국을 만들려면 동네약국을 살려야 하고 동네약국을 살리려면 성분명 처방이 실현되어야 합니다.

성분명 처방이 되면 어르신들은 동네 단골 약국 하나를 정해서 지속적으로 이용함으로 체계적 약력 관리와 종합적 복약지도를 받을 수 있게 되며 특히 어르신들은 한 번 들어서 잘 모르는 경우가 많고 복용법을 잊어버리거나 복용하다 다른 궁금한 점이 생기는 경우가 허다한데 가까이 있는 동네약국은 수시로 찾아가 물어 볼 수 있어 올바른 의약품 복용을 유도하여 의약품 부작용을 최소화하고 기초적인 건강관리가 가능할 것입니다.

또한 성분명 처방으로 문전약국 외에 어디서든 조제가 가능하면 환자는 좋은 서비스를 제공하는 약국을 선택하게 될 것이고 그러면 약국의 복약지도와 서비스의 질이 자발적으로 향상될 것입니다.

동네 약국이 부활하면 약국이 지역별로 골고루 분포하게 될 수 있고 현재 문제가 되는 야간, 휴일 운영 약국의 부재가 자연적으로 해소되어 1석2조의 효과를 얻을 수 있습니다.

▶단골약국은 약의 효능 높인다

성분명 처방에 대하여 의료기관 입장에서 같은 처방인데 약국마다 다른 상품의 의약품을 사용하여 약효가 일정하지 않을 수 있어 우려가 된다는 반대 의견을 접한 적이 있는데 어르신들이 단골약국 하나를 정해서 조제를 받으면 환자 입장에서는 동일한 약을 투약 받게 되니 문제될 일이 아니라고 생각합니다.

▶1인 독거노인의 기댈 사람은 '약사'

사회는 점점 고령화되어 가고 특히 1인 독거 노인 가구가 급증하고 있습니다. 예전에는 어르신들이 의약품 복용법을 잘 모르더라도 가족이 챙겨주기에 그나마 문제가 심각하지 않았지만 앞으로는 많은 어르신들이 혼자 해결해야 하는 실정이기에 더더욱 어르신들의 건강을 책임질 동네약국의 부활이 필요한 것입니다.

▶성분명처방 사회적공감대 무르익었다

성분명 처방은 취약한 어르신들에게 양질의 의약품 서비스를 제공하기 위해 필연적인 정책으로 꼭 실현되어 특히 고령화 지역인 우리 중구에서 어르신들이 거주하시는 동네 동네마다 약국이 생겨 지역 어르신들의 건강을 책임져 주었으면 하는 바람입니다.

성분명 처방 의의와
외국의 실태 및 현황

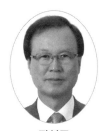

장석구
(아시아 약사연맹 부회장)

▶ 고령인구의 급속한 증가는 피할 수 없다

우리나라는 최근 보험 급여 확대, 고령 인구의 급속한 증가 및 문제인 케어 정책 도입에 따라 우리나라의 국민 건강 보험 재정 중 의료비 특히, 약제비의 증가는 계속 증가되고 있으며, 이에 대한 정부의 다양한 대응 정책이 요구되고 있다. 선진 외국의 경우, 약제비 절감정책의 일환으로 성분명 처방 도입을 확대하고 제네릭 의약품의 사용 확대를 적극적으로 실시하고 있다. 우리나라에서도 2017년 9월 10일 - 14일까지 서울에서 개최된 2017 FIP 서울총회 및 학술대회에서 WHO, FIP, 미국, 프랑스, 일본의 대체조제 활성화와 성분명 처방에 대한 정책 및 실태에 대한 학술 발표와 기자회견을 계기로 대한약사회에서는 성분명 처방에 대한 법제화를 추진하기로 하고 특별위원회를 구성하였다.

성분명 처방은 "의사가 환자 진료 후 의약품 처방 시 특정 제약회사의 특정 품목을 지정하지 않고, 의약품의 성분명을 선택하여 처방"하는 것을 의미하며, 이는 "의사가 환자 진료 후 의약품 처방 시 특정 회사의 특정 의약품을 선택, 지정하여 처방" 하는 상품명 처방과 대비된다. 영어로는 성분명 처방을 International Nonproprietary Name(INN) Prescription 또는 Generic Name Prescription 이라고 한다.

▶ 성분명처방 권장 이유를 살펴보자

성분명 처방을 권장하는 이유를 살펴보면 다음과 같다.

1) 의사의 의약품 처방 및 약사의 의약품 조제 시 발생할 수 있는 Medication Error를 줄여 환자의 안전성을 더욱 확보한다.

의사나 약사들은 의과대학이나 약학대학에서 의약품에 대하여 배울 때 일반적으로 성분명으로 배우고 있으며, 실제적으로 특허가 만료된 의약품의 경우 동일성분에 대하여 약 20-40개 제품이 허가되어 시판되고 있어 모든 제품에 대한 성분명을 알 수 가 없다. 특히, 의약품의 상품명은 매우 유사한 것이 많고 다양하여 의사가 처방 시 상품명을 혼동하여 다른 제품으로 처방하는 실수가 발생하기 쉬우며, 약사의 경우 또한 조제시 상품명을 혼동하여 실수할 수도 있다. 우리나라의 경우 의사의 처방 및 약사의 조제 시 발생하는 Medication Error의 발생율을 정확히 알 수 없으나, 외국의 경우 Medication Error는 15-25% 나 발생되고 있다고 발표되고 있다.

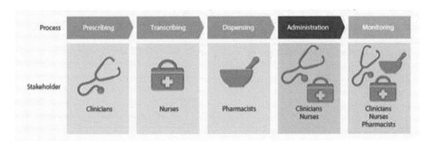

Medication Error의 원인과 발생빈도(%)

2) 환자의 이익과 편의성을 위한 성분명 처방

의사가 상품명으로 처방할 경우, 다양하고 유사한 상품명이 많아 어떤 의약품을 처방하였는지 알기가 어려워 환자의 알 권리가 보장되지 않는다. 또한 환자가 처방전을 가지고 약국을 방문 시 특허가 만료된 의약품의 경우, 약국에서는 20-40개 되는 동일한 성분명에 대한 의약품을 모두 구비할 수 없다. 따라서 약국에서 의사가 처방한 의약품이 준비가 안 되었을 경우 약을 주문하여 재고가 준비될 때까지 환자가 기다리거나 아니면 의약품 재고가 있는 다른 약국을 찾아 다녀야 하는 불편한 점이 많이 발생한다. 물론 약국에서 동일한 성분 의약품으로 대체조제를 할 수 있으나 많은 환자의 경우, 의사가 처방한 동일

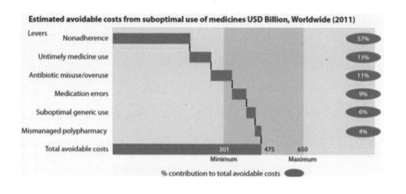

Estimated avoidable costs from suboptimal use of medicines USD Billion, Worldwide (2011)

Levers

Nonadherence 57%

Untimely medicine use 13%

Antibiotic misuse/overuse 11%

Medication errors 9%

Suboptimal generic use 6%

Mismanaged polypharmacy 4%

Total avoidable costs 301 475 650

Minimum Maximum

% contribution to total avoidable costs

한 상품명의 제품을 조제하여 주기를 원하고 있고, 또한 대체 조제 시 의사에게 사후 통보하여야 하는 법적 규정 때문에 많은 불편이 있어 약사들이 꺼리기도 한다. 그러나 의사가 성분명으로 처방할 경우, 의약품의 전문가인 약사가 올바른 의약품을 선택하여 바로 조제하여 환자에게 안전하게 투약할 수 있어 매우 유익하고 편리하다.

3) 성분명 처방과 대체조제 활성화로 환자 및 국가 보험 재정을 절약

현재는 제약회사의 판촉 활동에 따라 의사의 의약품 처방 의약품이 자주 바뀌고 있어, 이 경우 약국에서 보유하고 있는 의약품이 의사의 처방 변경으로 재고로 남아있게 되어 이를 폐기하여야 하는 일이 많이 발생하고 있다. 따라서 의약품 폐기에 따른 환경 오염이나 재정적인 손실이 수백억 원에 이르러 국가적인 재정낭비가 되고 이는 바로 의약품의 원가가 영향을 미쳐 소비자에게 부담이 되는 결과를 초래하고 있다.

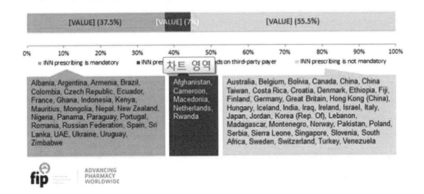

Regulatory models in terms of INN prescribing (n=72)

[VALUE] (37.5%)	[VALUE] (7%)	[VALUE] (55.5%)

0%　10%　20%　30%　40%　50%　60%　70%　80%　90%　100%

- INN prescribing is mandatory　- INN prescribing 차트 영역 ds on third-party payer　- INN prescribing is not mandatory

| Albania, Argentina, Armenia, Brazil, Colombia, Czech Republic, Ecuador, France, Ghana, Indonesia, Kenya, Mauritius, Mongolia, Nepal, New Zealand, Nigeria, Panama, Paraguay, Portugal, Romania, Russian Federation, Spain, Sri Lanka, UAE, Ukraine, Uruguay, Zimbabwe | Afghanistan, Cameroon, Macedonia, Netherlands, Rwanda | Australia, Belgium, Bolivia, Canada, China, China Taiwan, Costa Rica, Croatia, Denmark, Ethiopia, Fiji, Finland, Germany, Great Britain, Hong Kong (China), Hungary, Iceland, India, Iraq, Ireland, Israel, Italy, Japan, Jordan, Korea (Rep. Of), Lebanon, Madagascar, Montenegro, Norway, Pakistan, Poland, Serbia, Sierra Leone, Singapore, Slovenia, South Africa, Sweden, Switzerland, Turkey, Venezuela |

fip　ADVANCING PHARMACY WORLDWIDE

　우리나라의 경우, 특허 만료 후 오리지널 의약품 대비 제네릭 의약품의 가격 차이가 거의 없어 제네릭 의약품 사용시 환자나 국가 의료보험 재정에 큰 차이가 나지 않고 있다. 그러나 외국의 경우 저렴한 제네릭 의약품 사용시 환자의 약제비 부담 감소나 국가나 보험당국의 보험재정에 막대한 절감효과를 가져오고 있다. 실제로 2012년 FIP가 IMS Health에 의뢰하여 조사하고 세계보건장관 회의에 보고한 자료에 의하면 전세계적으로 저렴한 제네릭 의약품 사용에 따른 재정절감은 약 31.5조 원에 이르고 있다. 우리나라의 경우 현재는 오리지널 의약품 대비 특허가 만료 된 이후 제네릭 의약품의 가격 차이가 크지 않지만 최근 많은 국내제약회사들이 제네릭 의약품의 가격을 점차 인하하고 있어 앞으로 국민의료 보험재정을 크게 절약할 수 있을 것으로 예상된다. 따라서 현재 정부에서 추진하고 있는 문재인 케어에 따른 막대한 보험 재정이 추가로 필요한데 보건당국은 성분명 처방과 대체조제 활성화로 약제비를 절감하는 방안을 적극 검토하여야 한다고 생

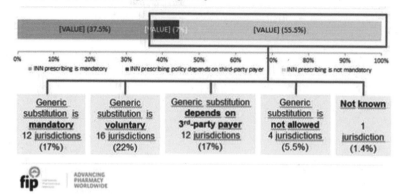

각한다.

외국의 성분명처방현황과 대체조제실태

2017년 세계약사연맹(FIP)에서 조사한 72개 회원국가 중 45.5%가 성분명 처방을 의무화하거나 보험 당국에서 성분명을 처방하도록 제도화 하고 있다. 특히 2008년 금융위기 이후 이태리와 그리스는 보험 재정의 절감을 위하여 의사들의 반대에도 불구하고 정부당국에서 환자의 이익과 보험 재정 절감을 위하여 성분명 처방을 실시하였다. 프랑스의 경우 2015년부터 성분명 처방을 실시하였고, 아르헨티나의 경우 2017년 소비자 단체와 국회가 주도하여 성분명 처방을 법제화 하였다.

또한 대체조제의 경우, 성분명 처방을 법제화하지 않는 국가에서도 대부분 대체조제를 할 수 있도록 허용하고 있으며, 단지 FIP 회원 72개 국가 중 5.5%만 대체조제를 허용하지 않고 있다.

일본의 경우는 2000년 초까지 Generic 의약품 시장이 활성화 되지 않고 있었다. 그러나 일본 정부에서는 인구 고령화로 의료비가 막대하게 증가됨에 따라 보험재정 절감을 위하여 제네릭 의약품 처방을 강력히 권장하게 되었다. 따라서 2004년에는 의사들이 제네릭 의약품에 대한 품질에 대한 불확실성, 약국에서 대체 조제 불허 및 환자의 의약품 가격에 대하여 민감하지 않아 제네릭 시장 점유율이 7%에 불과하였지만, 후생성과 일본약사회에서 제네릭 의약품에 대한 권장과 꾸준한 홍보로 2015년에는 56.2%로 증가하였고 2020년까지는 70% 이상이 되도록 할 계획이다.

우리나라의 경우 인구 고령화가 가장 빠른 속도로 증가하고 있으므로 일본과 마찬가지로 정부와 대한약사회에서는 제네릭 의약품에 대한 대 국민 홍보로 제네릭 의약품이 오리지널 제품과 동일한 약효와 안전성이 확보되었다는 인식을 국민이 갖도록 할 필요가 있다. 또한 보건당국은 정책적으로 성분명 처방과 대체조제를 활성화하여 국민 편익과 약제비 부담을 경감시키고, 나아가 의료보험 재정을 절감하여 문재인 케어 실시와 의료보험 확대에 따른 보험재정 증가에 대처하여야 할 것이다

세계약사연맹(FIP) 및 세계보건기구(WHO)의 성분명 처방 및 대체조제 활성화에 대한 정책

세계약사연맹은 1997년 채택한 FIP Statement of Policy: Pharmacist's Authority in Product Selection- Therapeutic Interchange and Substitute에서 약사는 의약품의 전문가로서 환자 치료를 위한 의약품 선택에 대한 권한과 관련된 성명서를 채택한 바 있다. 그러나 2000년 이후 의약관련 제도와 환경이 많이 바뀌었고 최근 Biosimilar제품의 개발 등으로 1997 FIP 성명서의 개정이 필요하게 되었다. 따라서 2017년 9월 서울에서 개최된 제 77차 세계약사연맹 서울총회에서 대한약사회와 대한약학회의 제안으로 FIP 성명서 개정을 만장 일치로 통과 시켰다. FIP본부는 1997 FIP 성명서 개정 작업을 위하여 FIP Policy Committee를 구성하여 개정 작업을 착수하여 2018년 3월 개정안을 만들었는데 이 안은 2018 FIP Glowsgo 총회에서 확정될 예정이며, 개정안의 주요내용은 다음과 같다.

성분명처방에서 약사의 책임은 중요하다

의약품의 대체조제와 관련하여 "관련법규에서 대체조제가 허락될 경우, 처방하는 의사는 제네릭 의약품 및 바이오시밀러의 대체가 가능하도록 명기하여야 하며, 이들 제품을 대체할 의약품은 환자/소비자와 보험당국자의 이익/가치를 고려하여 약사의 책임하에 선택되어야 한다"라고 되어 있다. 특히 대체조제를 활성화 하기 위한 조치로 "약사에게 보험제도에서 조제시 인센티브 또는 약가의 일정 %를 인

센티브로 주는 방안 등을 채택하는 규정을 제정하도록 권장"하고 있다. 또한 "2011년 WHO-FIP 의 GPP 통합 가이드라인에서 명시된 바와 같이 모든 국가는 약사회와 협력하여 전반적인 보건/건강 제도 모든 분야에서 약사의 전문성을 활용하는 방안을 강구하여야 한다"라고 되어 있다.

성분명처방은 세계보건기구와 연대할 사항이다

성분명 처방과 관련하여 "의사 처방 및 약사의 조제 시 발생할 수 있는 Medication Error를 줄이고, 환자의 안전과 이익을 위하여 의사는 INN(국제일반명, 성분명)을 처방하도록 권고하거나 성분명 처방을 촉진 하여야 하며, 아울러 각국 정부는 이를 법제화하여야 한다" 라고 되어 있다. FIP는 의사의 성분명 처방을 WHO(세계보건기구)와 함께 협력하여 추진할 계획이다.

또한 WHO는 1997년에 개최된 제 46차 세계보건기구 총회에서 "INN(International Non-proprietary Name, 국제 일반명, 성분명)에 관한 규정"을 채택하였다. 이 규정에 의하면 "의약품의 상품명인 경우 매우 다양하고 때로는 발음과 철자가 유사하여 의사, 약사의 처방, 조제/투약 및 환자의 복용시 혼동할 위험성이 많아, 모든 회원 국가에서 일반적으로 안전하고 유용하게 통용될 수 있는 INN을 사용하도록 권장"하였다. 아울러 "의약품 제조업자나, 약사, 의사들에게 INN을 사용하도록 하고 WHO 회원국은 이를 위한 관련 법규를 제정하여 실시하도록 권장"하고 있다.

2017년 9월 서울에서 개최된 FIP 총회 및 학술대회기간에 개최된 "Korea Session II- INN Prescription and Generic Substitution"에서 WHO INN Program Leader인 Dr. Raffaella Balocco는 "성분명 처방과 대체조제 활성화는 INN을 먼저 사용 함으로서 해결될 수 있다"고 강조하였다.

문재인케어와 성분명처방의 본질은 같다

이와 같이 세계약사연맹(FIP)과 세계보건기구(WHO)는 각 회원국에게 성분명 처방과 대체조제를 적극 권장하고 있는데 우리나라의 경우, 의사들의 반대로 "성분명 처방과 대체조제 활성화"에 대한 법제화가 안 되고 있다. 그러나 정부는 의사/약사들의 이익을 떠나 국민 건강과 안전/편익을 먼저 생각하고 점차 증가하는 보험재정 부담을 경감하기 위하여 어느것이 좋은 방안인지 선택하여 정부주도로 정책을 결정하여야 한다고 생각한다.

성분명처방 의무화는 '국민건강의 초석'

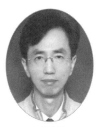

강봉윤
(대한약사회 정책위원장)

▶ 국민들은 건강보험 '보장성'을 원한다

건보공단 산하 건강보험정책연구원의 올해 연구 과제 중 '2015년도 건강보험제도 국민 인식조사'에 따르면 가입자가 희망하는 보장률은 평균 73.9%로 나타났다.

50% 중반 대인 우리나라 건강보험 보장률을 OECD 회원국 평균 수준인 74.4%까지 높이기 위해서는 국민 1인당 월 평균 건강보험료를 1만 2000원씩 더 내야하지만, 국민들은 4560원까지만 더 부담할 의사가 있는 것으로 조사됐다.

특히 4대 중증질환(암, 심장질환, 뇌혈관질환, 희귀난치성 질환) 건강보험 적용 확대에 대해서는 응답자 84.2%가 바람직하다고 생각했고 'MRI, 초음파의 암, 심뇌혈관 질환 등 중증질환부터 단계적 건강보험 적용'에 대해서는 80%가 '바람직하다'고 응답했다.

보장은 더 많이 받고 싶고 돈은 조금만 내겠다는 심리가 이율배반적이긴 하지만 이는 인간의 보편적 심리라고 생각된다.

▶성분명처방 의무화는 중증질환 보장성 확대, 모티브

이러한 인간의 이율배반적인 보편적 심리를 충족시키면서 중증질환의 보장성 강화에 필요한 재원을 해결할 수 있는 좋은 방법 중의 하나가 성분명 처방이다.

해마다 치솟는 의료비로 세계 각국은 골머리를 앓고 있다. 2013년 OECD Health Data에 따르면, GDP 대비 국민의료비 지출 비율이 OECD 평균은 2009년 9.7%를 정점으로 2011년 9.3%로 조금씩 하락하는데 반해, 한국은 의약분업 당시인 2000년 4.3%에서 2011년 7.4%로 급증하고 있는 추세이다.(2007년부터 2011년까지 5년간 평균의료비 증가율 6.6%로 OECD 최고 증가율 기록 중이며 2012년은 7.6%)

이러한 상황에서 설상가상 세계 금융위기가 닥치다 보니, 유럽 각국은 약제비 절감에 대해 사회적 분위기가 형성됐으며 의사의 반발보다는 국가 전체를 위해야 한다는 대승적 차원에서 2017년 성분명 처방

을 전격 도입하게 되었다. 미국이나 캐나다 등은 약사에게 interchang
eability를 주어 대체조제를 적극 장려하여 약제비를 절감하고 있다.

한 해 평균 6.6%로 OECD 국가 중 최고의 증가율을 보이는 이유 중
하나는 높은 약제비 비중 때문이다. 2013년 OECD Health Data에 따
르면 국민의료비 중 의약품 지출 비율이 2011년 OECD 평균 16.4%
에 비해 한국은 20.2%로 너무 높다.

작금의 상황이 이럴진대 우리나라도 한시라도 빨리 대체조제를 장
려하고 궁극적으로 성분명 처방을 강제화하여야 한다. 우리나라도
GDP 대비 국민의료비 지출 비율이 9%를 넘어서게 되면 정부나 국민
입장에서 먼저 도입하려고 할 것이다.

약제비 절감과 함께 국민 중심이라는 관점에서 성분명처방 강제화
는 중증질환 치료의 보장성 확대에 중요한 모티브가 된다.

박근혜정부도 4대 중증질환에 대한 보장성 확대를 최우선 과제에
넣고 총력 경주하는 상황에서 성분명처방이 도입되면 두 가지 면에서
강력한 시너지 효과를 발휘할 수 있다.

첫째는 성분명처방의 도입은 오리지널과 제네릭 간의 약가차이에
서 발생하는 보험재정의 감소를 의미한다. 성분명 처방으로 국가의
보험재정이 안정되면 이를 바탕으로 중증질환의 보장성 강화에 재원
으로 사용할 수 있다.

"국민 의료비 부담이 큰 '암, 심장질환, 뇌혈관질환, 희귀난치성질환'
등 4대 중증질환에 대한 건강보험 보장성 강화 계획이 2013년 6월에
수립된 이후, 여러 품목의 약제 급여기준이 꾸준히 확대돼 왔다.

아울러 2014년부터는 고가 항암제 신약에 대한 환자 접근성을 높이기 위해 위험분담계약제가 적용되고 있다. 신약의 경우 환자 부담이 큰 경우가 대부분인데 위험분담계약제를 적극 활용함으로써 4대 중증질환자에 대한 보장성을 확대해나갈 필요가 있다.

"비용효과적 의약품을 선별 급여하는 원칙(Positive system)을 살리면서도, 제네릭 없는 고가 신약 항암제 등에 대한 환자의 막대한 재정 부담을 줄일 수 있다는 측면에서 위험분담계약제의 도입은 효과적이다. '소아 급성림프구성백혈병' 치료제나, '다발성골수종 치료제 및 대장암 치료제' 등 이 제도가 잘 활용되어 환자의 고가 약제에 대한 접근성을 높이는데 도움이 되고 있다.

이처럼 대체제 없는 신약의 경우에는 성분명처방으로 안정화된 재원을 투입하는 한편 위험분담계약제로 보장성을 강화하면 된다.

▶ 제네릭 약가인하는 성분명처방의 전제조건

다음은 신약이 아닌 경우에는 상대적으로 저렴한 제네릭을 적극적으로 사용하도록 하여 보장성을 강화하면 된다.

현실적으로 제네릭을 신규 등재하면서 최저가를 경신하는 보험의 약품 저가등재 경쟁은 항암제를 비롯한 모든 중증질환 치료제도 예외일 수 없다. 최저가는 아니지만 약가산식보다 더 싸게 등재시킨 품목들도 많다.

성분명 처방, 단골약국의 '방아쇠'

환자는 극소수지만, 치료제는 적어 고가에 판매되는 희귀질환치료제도 마찬가지다. 루게릭병치료제 '리루텍(사노피)'의 제네릭약물인 '유리텍정', 녹십자가 판매하는 헌터증후군치료제 '헌터라제', 고셔병치료제 애브서틴 등 오리지널보다 저렴한 국산 희귀질환 제네릭 치료제들이 내수시장에서 선전하고 있다.

하지만 한 가지 전제조건이 있다. 성분명처방 도입으로 중증질환 치료 보장성을 극대화하기 위해서는 국내의 제네릭 약가를 대폭 인하하여야 한다. 국내의 약가제도는 2000년 7월 의약분업 도입 시, 제네릭 의약품 가격을 성분 내 최고가의 90% 이하로 정하고, 동년 11월에 해당 기준을 최고가의 80%이하로 낮추었다. 이후 지속적으로 약가를 인하하였고 2011년 8월 '약가 제도 개편 및 제약산업 선진화 방안'을 발표하고 2012년부터 특허만료 전 오리지널 가격이 100이라면, 특허만료 후 오리지널 70, 1st 제네릭 59.5, 1년경과 후 53.55로 되어 있다.

노르웨이의 경우, 특허만료 전 가격에 비해 최고 85%를 인하시키기도 한다. 핀란드에서는 첫 번째 제네릭 가격은 최소 40%미만이어야 하고 그 이후에 진입한 제네릭의 가격을 더 낮게 산정한다. 프랑스에서는 첫 번째 제네릭은 최소 55% 미만이어야 하고, 18개월 후 7% 더 인하한다. (Godman, 2012)

미국에서는 제네릭의 시장 점유율이 58%에 달하지만 제네릭의 평균 가격은 브랜드의 16%정도로 낮아서 제네릭 매출액은 전체 약품 매출액의 18% 정도에 불과하다. 2012년 약가일괄인하 이전에는 국내 제네릭의 시장 점유율은 44%이지만, 매출액 비중은 41%이었다.

이는 국내 제네릭의 가중평균가격이 브랜드 약가의 80% 수준에 이르렀기 때문이었다. 대부분의 나라에서 브랜드 가격 대비 제네릭 가격이 30% 수준인 것을 감안하면(윤희숙 2008) 국내 제네릭 가격을 대폭 낮추어야 한다.

▶성분명처방은 리베이트 억제와 중증질환 보장성에 크게 기여

결론적으로 성분명처방 도입을 전제로 제네릭 가격이 낮추어지면 질수록 사회적 문제인 리베이트는 사라질 것이고, 국가 보험 재정은 안정화 될 것이며 중증질환의 치료 보장성은 높아질 것이다.

성분명 처방 왜 필요한가

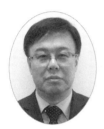

서동철
(중앙대학교 약학대학 교수)

▶ 약제비는 계속 늘고 있다

노인 인구의 증가에 따른 만성질환 유병률 증가와 고가 신약의 도입으로 인해 보건의료비용에서 약제비가 차지하는 비율이 늘어나고 있다. 2012년 약가일괄인하로 건강보험 약품비 증가추세가 일시적으로 주춤하였으나 이후에는 약품비를 포괄적으로 통제하는 기전이 미흡하여 2016년도에는 약품비 증가율이 10%에 이르고 있다. 건강보험 약품비의 증가는 국민건강보험의 지속가능성과 재정 안정성에 악영향을 줄 수 있으므로 대책이 시급하다.

▶ 약사의 조제권은 고유영역

저가약 대체조제는 증가하는 약품비를 통제할 수 있는 효과적인 방법 중의 하나이며, 2001년부터 '저가약 대체조제 장려금 지급 사업'이 시행되어 약사가 처방의약품보다 저렴한 품목으로 대체조제하면 차액의 30%를 인센티브로 지급받을 수 있으나 현재 대체조제율은 1%에도 미치지 못하고 있다. 현행 약사법에는 대체조제 시 미리 처방전을 발행한 의사 또는 치과의사의 동의를 받는 것을 원칙으로 하고 있으며, 생물학적 동등성이 있다고 인정한 품목으로 대체하는 등 예외사유에 해당하여 사전동의 없이 대체조제하더라도 의사 또는 치과의사에게 1일 이내에 통보하여야 한다. 아직 의사와의 마찰이나 통보과정의 불편함 때문에 저가약 대체조제는 활성화되지 못하고 있다.

▶ 영국의사들은 성분명처방의 중요성을 배운다

성분명 처방은 약사의 저가약 조제를 유도하여 좀더 근본적으로 약제비 절감에 기여할 수 있는 방법이다. 우리나라는 성분명 처방과 제품명 처방이 모두 허용되어 있지만 의약분업 이후 의사의 제품명 처방이 관행처럼 굳어져 있다. 반면, 외국에서는 50여년 전부터 WHO 지원하에 국제일반의약품명 처방(International nonproprietary names(INN) Prescribing) 제도가 도입되었고 많은 나라에서 성분명

처방을 권장하고 있다. 영국에서는 일반의들이 의학교육을 받을 때 특별한 사유가 없는 한 성분명으로 처방하도록 교육을 받으며, 스페인에서는 급성기 질환과 만성질환에 대한 새로운 치료시 의무적으로 성분명 처방을 하도록 하고 있다. 벨기에에서는 제네릭 의약품의 사용과 성분명 처방의 비중을 높이기 위해 저가약 처방조제제도를 도입하였다. 프랑스는 20년 전부터 성분명 처방이 의무화되었고 제네릭 대체율이 크게 증가하고 있다. 우리나라에서 성분명 처방에 대한 의사와 약사 간 논의는 잘 진척되지 않고 있으나 국민들은 성분명 처방을 선호하는 것으로 조사되고 있다. 2016년에 국민건강보험공단에서 조사한 바에 따르면 성분명 처방 방식을 선호한다는 응답은 53.6%로 나타났고 현재와 같은 제품명 처방을 선호한다는 응답은 19.0%에 머물렀다.

▶ 양질의 제네릭 효용은 매우 높다

성분명 처방이 도입되면, 우선 저가 제네릭 조제를 유도하여 환자의 경제적 부담을 경감하고 건강보험 약품비 감소와 재정 건전화에 기여할 수 있다. 저가 제네릭 조제가 활성화되면 특허만료 의약품의 제네릭 제품에 대한 약가 하락을 유도하여 약가 사후 관리 기전으로 작용할 수 있다. 현재와 같은 제품명 처방 하에서는 근처 병의원에서 동일한 성분에 대하여 제품명을 변경하면서 불용재고의약품으로 인한 손실이 생기는데, 성분명 처방을 도입하면 불용재고의약품으로 낭비되는 비용을 줄일 수 있고 버려지는 약으로 인한 환경오염을 방지할 수 있다. 우리나라는 시판되는 의약품 품목수가 많기 때문에 약국에서 처방에 맞는 품목을 구비하는 데 어려움을 겪고 있고 환자들은 제품명 처방에 따라 처방하는 병의원 근처의 문전약국을 이용할 수밖에 없는 실정이다.

▶이제는 국민의 입장에서 성분명을 판단할 때다

성분명 처방이 보편화된다면 어느 병의원에서 처방받더라도 많은 약국에서 조제를 할 수 있으므로 환자는 서비스 질이 좋고 자신의 약력을 잘 관리해주는 단골약국을 직접 선택하여 이용할 수 있을 것이다. 이는 환자의 권리 강화와 접근성 향상은 물론이고, 약사들의 복약 관리 서비스 향상과 전문적 역량 강화를 촉진할 수 있다.

성분명처방, 건보재정 건전화 위해 선택 아닌 '필수'

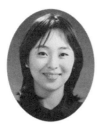

박지현
(이화여대 약대 교수)

▶ 한국의 건강보험제도는 효용이 높다

미국 유학시절, 누리지 못하는 순간에서야 그 소중함을 깨달았던 것 가운데 가장 절실했던 것은 바로 한국의 건강보험제도였다. Health policy를 배우는 수업시간마다 바람직한 예를 들기 위해 단골로 등장하던 우리나라의 건강보험제도는 비록 부분적으로 고쳐야 할 부분은 존재하지만 매우 비용 효과적으로 운영되고 있는 세계적으로 드문 본보기로 소개되곤 했다.

그러나 이러한 한국의 건강보험제도가 급격한 지출증가로 인해 매년 악화일로를 걷고 있는 것은 어제 오늘의 일이 아니다. 한 달 전 정부가 발표한 건강보험 재정 추계 결과를 보면 인구의 고령화로 인해 2025년까지 연평균 8.7% 상승할 것으로 예상되며 내년부터는 수입보다 지출이 많아지는 구조로 돌아서게 된다(김용하, [악화되는 건강보험 재정, 급격한 지출 증가 막을 방안 찾아야], 2017-3-21, 한국경제). 따라서 건강보험제도를 더욱 효율적으로 운영하고, 지출의 최소화를 위해 가능한 모든 방안의 동원을 더 이상 미룰 수 없는 상황에 이르렀다.

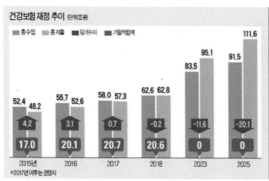

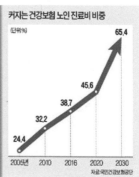

▶보험재정에서 '약제비부담' 크다.

우리나라의 약제비 증가율은 2005년까지 총 진료비의 증가율을 상회했으나, 2006년 약제비 적정화방안 발표 이후 약간 하회하고 있다. 그러나 2008년을 제외하고 매년 10%이상의 증가율을 보이고 있어 약제비 증가로 인해 보험재정에 미치는 부담은 여전히 큰 것으로 나타났다. 또한 총 진료비 가운데 높은 약품비 비중은 약값에 대한 국민

성분명 처방, 단골약국의 '방아쇠'

부담을 늘이고, 급속한 고령화 현상과 함께 국민건강보험의 주요 재정부담 요인으로 작용하고 있다(한국조세연구원, [분야별 재정효율화 방안 연구: 보건 ?의료, 농업, R&D], 2012).

정부의 10년여에 걸친 지속적인 약제비 절감정책은 그동안 성공적이지 못했다. 특히 약품 사용량 통제와 고가약 비중 증가를 통제할 방법이 딱히 없다는 사실이 문제점으로 지적되고 있다. 이에 다른 나라의 경우 약제비 지출의 효율성 증가를 위해 어떠한 노력을 경주했는지 들여다 볼 필요가 있다. OECD의 모든 회원국은 제네릭 의약품 시장의 발전을 통해 특허약보다 저렴한 약물을 제공하고, 한정된 재원을 혁신적 신약에 할당함으로써 약제비 지출의 효율성을 제고할 수 있다고 판단한다. 따라서 OECD 회원국들은 제네릭 의약품 사용의 촉진을 위한 정책을 장려하고 있다(OECD, [Policies for Health Care Systems when Money is Tight], 2010).

표 6.1 제네릭약 사용 촉진을 위한 정책

	Prescription in INN			Generic substitution			Incentives to prescribe/ dispense/ purchase generics (or cheap drugs)			Pricing and reimbursement policy	
	Not allowed	Allowed	Mandatory	Not allowed	Allowed	Mandatory	Incentives for pharmacists	Incentives for patients	Incentives for physicians	Reference price system	Price linkage (discount for 1st generic entrant/ originator's price)
호주		X			X		F	F	-	Y	-12.5%[1]
오스트리아	X			X			N	n.a.	NF	N	-48%, -15%+S
벨기에		X		X			NF	F	F&NF	Y	-30%
캐나다[2]		X[2]	X[2]		X[2]	X[2]	F[2]	F[2]	[2]	Y/N[2]	2
칠레			X[3]		X		N	F	NF[3]	N	N
체코	X				X		n.a	F	F	Y	-20%
덴마크	X					X	NF	F	NF	Y	N
핀란드		X				X	NF	F	NF	Y	-40%
프랑스		X			X		NF	F	NF&F	Y	-55%+S
독일		X				X	NF	F	F	Y	N
그리스	X			X			N	F	N	Y	-20%+S
헝가리		X			X		NF	F	N	Y	-30%, -10%, -10%
아이슬란드					X		n.a.	F	n.a.	Y	n.a.
아일랜드		X			X[4]		N	F	NF	Y[4]	S
이탈리아		X			X		F	F	NF	Y	-20%
일본		X			X		F	F	[5]	n.a.	-30%[5]
한국		X			X		F	F	n.a.	n.a.	-32%, -15%
룩셈부르크		X		X			n.a.	n.a.	NF	N	n.a.
멕시코			X		X			F	NF	N	N
네덜란드		X			X		F	F	n.a.	Y	N
뉴질랜드		X			X[4]		F	F	NF	n.a.	n.a.
노르웨이		X			X		F	F	NF	N	S
폴란드		X			X		NF	F	N	Y	-25%, -25%
포르투갈			X		X		N	F	N	Y	-35%
슬로바키아		X				X	NF	F	NF	Y	N
스페인		X				X	NF&N[7]	F	NF&F[7]	Y	-30%
스웨덴		X			X		NF&F	F	NF	N	N
스위스		X		X			F	F	N	N	-20% to -50%[8]
터키	X			X				F	-	Y	-20%
영국		X		X			F	N	NF	N	N
미국[9]							F[9]	F[9]	N	N	N

주: INN = 국제공인일반명 (International Non-proprietary Name), F = 금전적 인센티브 (Financial incentives), N = No, n.a. = not available, NF = 비금전적 인센티브 (Non financial incentives), S = 단계적 가격 모형(Stepped price model: 오리지널 약제 제네릭 약 모두 최초 일정 기간 이후에는 가격 인하), Y = Yes, 약가의 경우
이 표는 보험 의약품 급여에 의해 제공되는 인센티브만 고려함. 시장 인센티브(제약사의 리베이트, 수직적 통합 등)는 포함되지 않음. 가격 연계: 최초 등장 제네릭(및 일부 경우 이후 등장 제네릭)의 (최고)가격을 오리지널 약제의 가격과 연계하는 약가 결정 정책. 이후 가격 동향은 국가별로 달라질 수 있음.
1. 가격 인하는 제네릭 및 오리지널 제품에 적용됨.
2. 캐나다는 주와 테리토리에 따라 처방 규제와 제네릭 대체가 다르게 적용됨. 의사, 약사, 환자에 대한 인센티브는 의약품 보험마다 다름. 참조가격은 일부 의약품 보험에서만 적용됨.
3. 공공부문에만 해당.
4. 적용 예정.
5. 일본에는 의사에 대한 직접적 인센티브는 없고 의료기관에 대한 인센티브만 있음. 제네릭 가격은 시장 진입 이후 개정됨.
6. 약사가 처방자와 대체 조제에 합의한 경우.
7. 일부 지역.
8. 오리지널약 시장 매출에 따름.
9. INN 처방과 대체 조제 관련 법규는 주마다 다름. 약사, 환자, 의사에 대한 인센티브는 의약품 보험마다 다름. 환자의 본인부담은 일반적으로 제네릭에서 더 낮음.

출처: PPRI 국가 요약(http://ppri.oebig.at, in press)과 개인적 의견 교환 등 다양한 출처.

성분명 처방, 단골약국의 '방아쇠'

▶ 정책의 일방적인 반대, 합리성 부족

윗 표는 OECD회원국은 성분명 처방을 금지, 허용, 강제하는 국가로 보여주고 있는데, 성분명 처방을 허용하는 나라 가운데 상당수가 성분명 처방을 유도하는 정책적 뒷받침을 제공하고 있다. 한국은 성분명 처방을 허용은 하고 있지만 처방권자인 의사의 강력한 반발로 인해 거의 시행되고 있지 않다.

성분명 처방을 강제하는 국가로는 캐나다, 덴마크, 핀란드, 독일, 슬로베니아, 스페인, 스위스가 있는데, 한국의 경우 성분명 처방을 허용하고는 있으나 처방권을 가진 의사들의 강력한 반발로 거의 시행되고 있지 않다. 2014년 전체 의료지출 가운데 상품명 처방을 강제한 7개 국과, 한국의 약제비 지출을 %로 나타낸 그림은 다음과 같다.

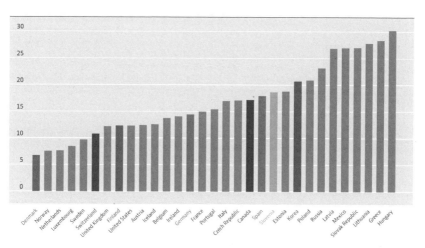

▶ 성분명처방, 이제는 '필수'

　한국의 경우 성분명 처방을 강제한 나라들에 비해 일반적으로 높지 않은 약가를 유지하고 있음에도 불구하고 높은 약제비 지출을 보이고 있다. 성분명 처방의 강제화와 같은 적극적 개입과 노력을 보일 경우 약제비 지출에 상당한 감소를 가져올 수 있다는 점을 시사한다. 성분명 처방은 약제비 감소와 의료비 지출의 효율화를 위해 선택이 아닌 필수사항으로 다수의 연구결과를 통해 OECD 뿐만 아니라 세계적으로 인지되고 있는 제도이다.

▶ 2009년 성분명처방 시범사업 진행된바 있어

　지난 2009년 국립의료원에서는 흥미로운 실험을 진행했다. 일명 [성분명 처방 시범사업]으로 시메티딘 등 20가지 성분 32개 품목을 대상으로 원하는 의사에 한해 10개월간 일부 실시되었다.

　결과적으로 시범사업기간 평균 성분명 처방률은 31.76%로 대상 환자 21,975명중 6,979명이 성분명으로 처방받았다. 약제비는 4.6%의 규모로 절감되었고, 또한 성분명 처방의 경우 같은 성분의 의약품중 최고가로 조제되는 비율이 낮음이 확인되었다. 또한 조사된 환자들 가운데 약 67%가 성분명 처방을 선호하는 것으로 나타났으며, 성분명 처방제 시행의 경우 집 근처 약국을 이용하겠다는 응답이 40%로

성분명 처방, 단골약국의 '방아쇠'

증가했으며, 이 제도를 통해 약에 대한 관심이 증가할 것이라는 응답이 80%였다.

참여하는 의사 수의 절대 부족, 의사들의 적극적 반대 가운데 전면 강제로 시행된 사업이 아닌 원하는 의사에 한해 시행된 사업이었음에도 이는 상당히 흥미로운 결과를 보여주고 있다. 위 사업에서 제시한 결과대로 현행 약제비 지출을 4.6% 감소시킬 수 있다면 이는 상당한 규모의 보험재정 효율화를 의미한다.

그러나 가장 큰 걸림돌은 다수 의사들의 반대에 있다. 제네릭 의약품의 동일성분 동일약효를 신뢰할 수 없고, 약사의 전문성 부족으로 인해 약화사고가 우려되며, 국민 약제비 감소효과가 불확실할 것이라는 것이 그 요지이다. 그러나 이미 국민 약제비 감소효과는 2009년 시범사업을 통해 일부 드러났으며 더 나아가서는 OECD회원 가입국들이 대부분 성분명 처방을 강제하거나 장려하고 있는 현실을 통해서도 확실히 나타났다고 할 수 있다.

동일성분 동일약효를 신뢰할 수 없어 값비싼 오리지널 의약품을 고집하는 상황에 대해서는 제네릭과 오리지널 간 확실한 약효의 차이가 문헌 상 존재하는 경우를 제외하여 성분명으로 처방하거나, 동등약효 확보를 위한 생동성 실험조건과 평가 강화를 고려할 수 있다.

따라서 성분명 처방을 제지하기 위해 일부 의약품이 드러내고 있는 한계를 전체 의약품의 문제로 확장함으로, 현존하는 가장 신뢰할만한 의학적 증거들에 반하여 국민을 호도하고 의료재정의 비효율적 사용을 유도하는 편파적인 주장은 지양되어야 할 것이다.

▶ '약의 전문가는 약사' 슬로건이 자연스럽다

　마지막으로 약사의 전문성 부족으로 인해 약화사고가 우려된다는 말에는 우선 심한 유감부터 표하고 싶다. 본인이 속한 직능의 우월함이 다른 직능이 가지고 있는 전문성과 권위를 폄훼함으로써 유지되는 것이라는 생각은 사실과는 전혀 다른 악의적 비방일 뿐더러, 유치한 감정적 도발이고 그렇게까지 오리지널 약제 처방을 고집할 다른 이유가 없었나 하여 애잔한 마음이 들 뿐이다.

　Evidence Based Medicine 이것이 현재 모든 임상실무에 있어 의사결정에 황금률인 가운데 대부분의 근거들이 한 방향으로 성분명 처방을 가리키고 있는 가운데 pharmacokinetics를 학과 커리큘럼 가운데 6년 동안 단 한 시간도 배울 기회조차 없었던 직능이 약의 전문가집단을 두고 전문성 부족 운운하는 용기는 대체 어디서 솟아나는 것인가.

▶ 약사.의사가 화합하면 '국민건강' 가능

　의사와 약사는 대립해야 하는 직능이 아닌 서로의 전문성을 인정하고 국민건강이라는 대명제를 이루기 위해 가장 열심히 화합해야하는, 가장 가까운 전문인 집단이다. 감정적으로 대립하기 위한 선정적인 도발은 해당 전문직의 사회적 지위와 명예를 생각하여 자제해야할 일이며, 어떻게 해야 서로간의 관계를 긍정적으로 발전시키고 화합할 수 있는지를 고민해야하는 두 주체인 것이다.

국민건강이라는 모든 보건의료직능이 힘을 합쳐 이뤄나가야 하는 목표 아래서 재정효율화를 위해 세월을 두고 과학적 근거를 통해 인정받은 성분명 처방이라는 제도를 밥그릇 싸움으로 직능모독으로 비화시키는 행위는, 명백히 지양되어야 한다. 리베이트 등 의사의 권익이 약사로 옮아가는 것에 불과하다는 생각으로 반대한다면 성분명 처방을 권익을 누리는 제도가 아닌 책임을 짊어지는 제도로 완성해나가면 될 일이며, 그 책임은 약의 전문가인 약사가 짊어지는 것이 옳다.

▶ '국민건강'이라는 큰 그림을 그리자

마지막으로 성분명처방은 이제 그 시행을 두고 찬성과 반대를 논할 시점이 아닌, 보건재정의 악화로 인해 어떻게 도입하는 것이 가장 효과적인지를 의논해야하는 때에 이르렀다. 본격적 도입을 위해 2009년 국립의료원에서 시행되었던 시범사업을 보완해 좀 더 다양한 약물을 더 나은 실험환경을 조성하여 다양하게 시도해보는 노력이나, 성분명 처방 이후 리베이트가 약사로 옮겨가는 수평 이동이 아닌 성분명 처방 자체가 가지는 순수한 약제비 절감이라는 장점을 극대화 시킬 수 있는 제도적 정책적 보완책을 논의하는 것이 시급하다. 우리는 한 배를 탄 운명임을 인지하고 자신만의 이득을 위해 전체의 이득을 저버리는 것이 아닌, 큰 그림을 그려 모두가 상생하는 선택을 해야 할 때이다.

초고령시대 목전에서
발상의 대전환 불가피하다

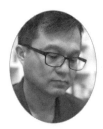

윤영철
(건약신임회장)

▶ 대체조제개선 움직임 요원하다

2000년 8월 의약분업이 시작되면서부터 지금까지 의약계의 가장 큰 이슈는 대체조제 활성화부분이다. 하지만 약가결정, 의약품허가, 수가개선등 다양한 보완정책들이 나왔지만 대체조제관련한 제도개선은 전혀 이루어지지 않고 있다. 당시 대체조제를 위한 보완정책으로 의사회와 약사회가 3개월마다 지역에서 처방하는 의약품목록을 정해서 목록범위에서 대체조제가 가능하도록 하는 지역처방의 약품목록을 제출하는 제도를 시행하였지만 의사회의 거부로 유명무실한 형편이다. 의사회의 대체조제 활성화 정책에 대한 극도의 반감과 정부의 의지

성분명 처방, 단골약국의 '방아쇠'

부족이 만나서 갈수록 먼나라 이야기가 되어가고 있는 형편이다.

▶상품명처방 제약환경에 의문을 품다

여기에 가장 결정적인 이유 한가지를 더 한다면 본인은 의약품명이 모두 상품명으로 되어 있는 한국의 제약환경이 결정적이라고 생각한다. 우리는 대체조제를 생각할 때 A라는 회사의 제품에 대해 동일성분의 B회사 제품으로 대체가 가능하다고 생각하기 쉽다. 예를들면 아목시실린 성분의 제품인 곰실린캡셀을 키목신캡셀로 대체가능하다는 정도로 알고 있다는 것이다. 하지만 외국에서는 대체조제 제도는 성분명 처방제도의 다른 이름이다. 즉 아목시실린이라는 성분명으로 처방하면 해당 성분이 있는 그 어떤 약으로 조제를 해도 되는 제도라는 것이다. 약사들이 의사의 처방을 무시하고 다른 회사제품으로 조제하는 제도가 아니라는 것이다. 성분명 처방제도가 되려면 결국 한국 사회의 모든 특허만료의약품들을 제네릭명으로 상품명을 바꿔야 한다. 얼핏 불가능해 보일 것 같은 제도지만 이웃나라인 일본은 10여 년에 걸친 정책추진으로 현재 훌륭하게 자리 잡게 되었다. 일본도 우리나라처럼 제네릭 약들이 별 다른 규제가 없이 제품명을 자유롭게 붙이고 있었다.

▶ 의약품해석 오류사고 막는 성분명처방

2005년 일본 정부는 유사 상품명으로 인한 의약품 해석 오류사고가 빈발하는 요인 가운데 하나로 제약회사들이 상품명을 자유롭게 붙이기 때문이라고 지적하고, 후생노동성은 상품명의 유사성을 피하기 위해서는 상품명의 절대 수를 감소시키는 것이 불가피하다고 판단하고 제도를 강행한다. 그 결과 새로 등재하게 될 후발의약품명칭을 함유된 유효성분의 성분명을 기본으로 하고 여기에 제형, 함량, 회사명을 붙이기로 한다. 더 나아가 2015년 9월 후생성은 '제약산업강화 종합전략'을 발표하면서 일반명 전환을 하지 않은 상품명으로 되어 있는 후발의약품 보험약가들은 급여에서 삭제를 추진하기로 한다. 예를 들면 곰실린캅셀은 "아목시실린캅셀 500mg 대응"으로 변경하지 않으면 보험급여를 인정하지 않고 시장에서 퇴출시키겠다는 것이다. 제네릭명 의약품의 처방을 촉진하기 위해서 진료보수 체계를 개선하여 일반명 처방의사와 조제 약사에게 인센티브를 제공하는 정책도 병행한다. 현재는 처방전을 약국에 제출했을 때, 변경불가하지 않은 경우에는 후발의약품의 재고가 있는 경우 약국의 약사가 환자에게 후발의약품으로 변경하여 조제할 수 있다. 이 경우 환자와 의사는 제네릭 업체 중 어느 업체의 제제를 선택하거나 환자가 지정하는 것은 불가능하다.

▶ 제네릭의약품처방 활성화에 나선 고령화 선진국, 일본

서양의 대부분의 나라들은 제네릭 의약품의 제품명은 모두 일반명으로 되는 것이 관행처럼 되어 있어서 일본처럼 강력한 규제를 굳이 시행하고 있지 않고 있다. 하지만 일본의 경우 우리나라처럼 의약품 상품명에 대한 별다른 규제를 하고 있지 않다가 제네릭의약품 처방을 활성화하기 위해 전례없는 강력한 규제를 도입한 것이다.

▶ 세계보건기구가 강조하는 성분명처방

상품명 처방은 비용절감뿐만 아니라 의약품 처방에 있어서 제품명 혼동에 의한 처방과 조제오류를 방지하고, 처방과 조제가 분리되어 있고, 의료기관마다 협업이 중요한 의료환경에서 의사, 약사, 환자간의 의사소통이 빠르고 정확하게 이루어지는 장점이 있다. 일찍이 세계보건기구(WHO)는 전세계 전문가들 사이의 의사소통 및 정보의 교환에서 성분명 처방의 중요성을 강조한 바 있다.

부가적으로 성분명 처방은 학부에서 배운 의약품명을 바로 임상 현장에서 사용할 수 있고, 대부분 의약품의 일반명이 화학군별로 유사하게 정해져 있어서 계열별, 약효별 분류해서 처방 및 관리하는데 정보의 착오에 의한 의료과오를 줄일 수 있는 큰 장점을 가질 수 있다. 환자 역시 의료기관을 변경할 때 복용하고 있는 약에 대한 정보를 의사, 약사와 효과적으로 정보를 교환하기 쉽게 한다.

▶ 의사의 기득권보다는 초고령시대 국민입장에서 배려할 시기

　의사들이 대체조제를 활성화하는 것은 의약분업의 근간을 파괴하
는 것이라는 황당한 주장으로 기득권을 놓지 않은 속에서 합의를 통
한 제도시행은 불가능하다고 본다. 하지만 정부의 의지만 있으면 일
본처럼 획기적인 제도개선은 얼마든지 가능하다. 우리나라도 의약품
제품명 제도 개혁을 강력하게 권고한다.

성분명 처방, 단골약국의 '방아쇠'

건강보험 지속 '성분명처방' 해법

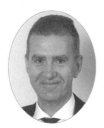

존 체이브
(유럽약사연합 사무총장)

한국사회에서 성분명처방을 도입하기 위해서는 제네릭의약품과 대체조제의 대국민 신뢰를 확보하기 위한 약사 역할의 중요성이 대두됐다.

▶ '치료적' 동등성 개념 도입 필요

대한약사회는 지난 2일 제2회 약사학술제에서 2017년 FIP 서울총회를 기념해 프레FIP 국제심포지엄을 개최했다.

이날 주제 발표에 나선 가천대약대 유봉규 교수는 '생물학적 동등성'을 약물의 치료적 작용이 서로 동등하다는 '치료적 동등성' 개념의 인식 개선이 필요하다고 강조했다.

또한 의약품 조제시 유사한 의약품 이름으로 조제오류(전체 33%)가 많이 발생한다며 환자 건강을 위해 이를 줄이기 위해 성분명처방이 필요하다는 새로운 논리도 필요하다고 주장했다.

▶ 영국 · 네덜란드 대체율 80%

유럽약사연합(PGEU) 존 체이브(John Chave) 사무총장은 최근 유럽의 제네릭 사용량 증가와 성분명처방 도입사례를 소개하면서 한국사회에 시사점을 남겼다.

체이브 총장에 따르면 유럽의 경우 2008년 경제위기 여파로 포르투갈, 이태리, 그리스 등은 재정적 어려움을 겪고 있어 의료비에서 약제비 비중을 정책적으로 줄여나가기 위해 성분명처방을 의무화했다.

유럽 대부분에서 성분명처방이 확대되는 추세지만 유럽도 한국사회와 마찬가지로 성분명처방과 대체조제에 대한 의사들의 반발과 제도적 허점을 갖고 있는 것으로 나타났다.

대부분 유럽국가가 대체율이 10~20% 미만에 불과하고, 프랑스의 경우 인센티브를 제공하고 있지만 12% 밖에 안 될 정도로 아직도 낮은 수치이다.

영국과 네덜란드의 경우는 달랐다. 체이브 총장은 "이들 국가는 대체율이 약 80%에 달한다"며 "영국은 의사가 상품명을 처방해도 전자처방전에 자동적으로 성분명이 입력되는 시스템을 갖고 있다"고 말했다.

▶공익적 관점서 의사 반대 극복

또한 유럽국가 대부분은 전문약에 마진이 붙기 때문에 저가약 대체 시 약국 매출감소에 대한 보상이 필요한 실정이라며 이태리의 경우 보상책이 없어 활성화의 발목을 잡고 있다고 전했다.

체이브 총장은 "유럽 국가들도 한국처럼 약국 수익이 조제료 기반으로 변화하고 있다"며 "한국의 조제료 기반은 대체조제나 성분명처방을 도입할 적합한 환경"이라고 해석했다.

그는 "제네릭이 오리지널과 동등하다는 환자의 이해도를 높이고 인식을 개선하는 데 약사의 적극적인 역할이 중요하다"며 "의료비 재정을 절감하고 현재 보건의료체계를 지속할 수 있는 공공 이익적 관점에서 접근하면 의사 의견도 극복할 수 있을 것"이라고 조언했다.

성분명처방은
보편적인 상식입니다

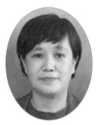

이옥선
(경남도의회의원)

▶ 신뢰가 모여 상식이 됩니다

사회구성원 간에 가장 중요한 것은 무엇일까?복
잡하고 다양한 생각과 기구들이 존재하는 사회가
합리적이고 정상적인 작동을 위해 무엇보다 필요
한 것은 '신뢰'입니다. 그런데 이 '신뢰'가 보편타
당하게 통할수 있는 사회적 가치는 또 무엇인가?
바로 '상식'입니다. 누구나 인정하고 긍정할수 있
는 기준으로서의 '상식'은 우리 일상과 건강한 사
회에서 매우 중요한 것입니다.

▶ 약사의 불신에서 잉태된 상품명처방

우리 약사사회를 어렵게하는 제도들이 많지만 그중 '성분명 처방'은 바로 이 '상식에 근거한 신뢰'가 무너진 대표적인 예라 할수 있습니다. 의약분업 당시 '성분명 처방'이 아닌 '약품명 처방'을 해야하는 이유가 '약사들이 이해관계에 따라 약을 사용하게되면 수익이 높고 효능은 떨어지는 약을 사용하게 된다'는 것이었습니다. 즉 약사에 대한 불신이 그것이었습니다.

▶ 성분명처방은 동네약국과 어르신을 살립니다

하지만 이후 현실은 어떻게 되었습니까?

약품 처방권을 가진 의사들과 제약회사들의 밀착이 잘못된 관행을 만들어내고 그 피해는 환자들에게 떠넘겨지고 있습니다.

만약 '진료는 의사에게 약는 약사에게'라는 상식이 통하였다면 어떠하였을까요? 이 상식에 따라 성분명 처방이 되었다면, 의사와 약사의 사회적 역할을 기준으로, 약가가 기준이 아닌 효능효과에 따라 여기저기 약국을 헤매야하는 환자들의 불편함을 최소화 할수 있었을 것입니다. 동시에 '약품명 처방'으로 사라진 동네약국은 국민들의 건강관리 시스템에 큰 문제를 발생 시켰습니다. 동네주치의 시스템이 부재한 우리나라에서 약국은 약 구입 이외에 약물 상담 및 가족들의 건강상담 등이 종합적으로 이루어지는 공간이었습니다.

▶ 늘어나는 건식복용 등으로 더욱 커진 약사역할

이러한 기능의 위축은 특히 건강관리에 약물 복용이 늘어나는 중년층 이후 세대에게 불편한 현실이 되었습니다. 건강식품 기능성 식품 그리고 각종 영양제와 치료제가 일상화되는 세대들에게 올바른 약물 복용을 상담하거나 관리해 줄 동네친구가 사라진 것입니다. 이제 20여년 가까이 진행된 의약분업 과정에 대해 검토가 필요합니다. 그중에서도 '제품명 처방'은 '성분명 처방'으로 반드시 바뀌어야 합니다. 그것이 직능에 근거하여 우리사회의 상식에 근거한 신뢰를 회복하는 가장 빠른 길이기 때문입니다.

▶ 성분명처방은 미래약사를 바로세우는 신호

그리고 고령화와 1인 가구가 늘어나는 현실에서 집 가까이 건강지킴이 역할을 할수있는 약국들이 필요하기 때문입니다. 이러한 제도개선은 결국 건강보험 재정의 건전화로 더 많은 의료혜택을 국민들에게 보장하는 것으로 귀결될 것입니다. 따라서 '성분명 처방'으로의 제도개선으로 약사에 대한 신뢰회복과 약 전문가로서의 동네지킴이 역할

복구는 우리 약사들이 반드시 힘을 모아서 달성해야 할 발전적 과제입니다.

성분명처방백서발간, 약사직능의 중요한 신호

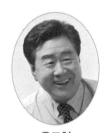

윤도현
(전남도의회의원)

▶ 40년 개국약사 이야기

국민보건향상을 위해서 일선에서 고생하시는 약사제위 여러분!

특히 개업약사 여러분, 이렇게 지면으로나마 뵙게 되어서 대단히 반갑습니다.

저는 약40년 가까이 시골에서 약국을 경영해오다가 현재는 전라남도 의회에서 의정활동을 하고 있는 윤도현 의원입니다

제가 의원이 되면 우리 약사님들의 권익증진을 위해서 도움이 될 만한일이 있으면 열심히 해보겠다는 마음만은 굳게 다짐하고 있읍니다만, 아무런 도움을 드리지 못하고 있는 제 처지가 무척이나 안

타깝게 생각하고 있는터에 성분명처방 백서가 발행될거란 소식을 접하고, 우리 약사님들에게는 크나큰 희소식이라 생각하고 저 역시 무척이나 반갑고 기쁜소식이 아닐수 없습니다.

▶ 성분명처방은 동네약국을 살립니다

돌이켜보면 60년대에는 시골에서는 무의촌이 너무 많아 우리약사들이 질병에 대해서 무한한 책임을 느끼면서 고생을 많이했던 시절이 있었고, 점차 시대의 변천에 따라 교통이 발달되고, 환경이 변화했습니다. 현재는 의약분업시대에 살고 있으나, 큰 병·의원의 근처의 약국들을 제외하고는 도시나 시골 어디서나 우리 약사들은 도리어 많은 어려움을 겪고 있는 것이 사실입니다.

이러한 시기에 성분명 처방백서가 발행된다면 의약분업이전 같지는 않겠지만 우리 약사들의 입장에서 보면 약국경영에 많은 도움이 되리라 생각이 돼서 감히 성분명 처방백서를 기대해봅니다.

▶ 미래약사의 무기는 공부입니다

일선에 계신 개업 약사님들 지금 많이 어렵더라도 앞으로는 성분명 처방 의무화가 실현 된다면 좋은 일들이 많이 있으리라 생각됩니다.

약국을 운영하면서 경영에 대해서도 공부를 하고 학교시절의 책들을 다시 접해보면서 많은 지식과 실력을 연마해서 각자의 지역에서 국민건강을 위해 노력해주실 것을 부탁말씀 드리고 약사님들의 가정에 항시 건강과 행복이 깃들길 기원합니다.

고령화시대의 성분명처방의 의미와 청년 약사의 미래

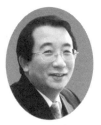

이상민
(부산시의회의원)

▶ 지방정치인이 보는 성분명처방

우리 약사사회의 오랜 숙원사업임과 동시에, 성분명처방의 법적 제도화가 우리 약사사회, 그리고 새로 약업계에 진출할 후배 약사님들께 대단히 중요한 의미가 있을것으로 생각됩니다.

저는 1985년 약학대학 졸업후, 부산시 북강서구 약사회장을 역임하였고, 그과정에서, 지방의회에 진출하여, 제6대 북구의회 의원과 제7대 부산시의원의 신분을 현재 가지고 있으며, 제8대 부산시의회 재선에 도전하고 있습니다.

▶ 성분명처방의 대의명분은 이익이 많다

오늘날, 대한민국의 가장 큰 화두는 인구감소와 고령화사회이고, 어떻게 이 문제를 해결하는냐 하는 것이 우리나라 미래성장의 중요한 지표가 될것입니다.

그과정에서, 필연적으로 나타나는 것이 복지증대와 고령화로 인한 의료비상승입니다.

현 정부 역시도, 의료보험상의 각종 보험급여를 늘이고 있어, 보험재정의 압박은 날로 늘어날 것입니다.

또 한가지 관점은 문재인케어로 일컬어지는, 비보험분야의 보험급여 포함은 의사사회의 극렬한 반대에 부딪히고 있음에도 불구하고, 현 정부는 강하게 밀어붙이고 있습니다.

이는 보험급여를 확대해서, 복지확대, 국민들에게 보여주고자 하는 현정부의 인기정책임과 동시에, 그동안 사회적으로 고소득군으로 분류되는 의사사회의 과다이익금을 인정하지 않겠다는, 사회적 분위기 조성을 하고 있는 것으로 보입니다.

이러한 현정부의 정책기조를 볼 때, 성분명처방 역시, 국민의 편의성을 높일수 있고, 보험약가 인하요인이 가능하다는점, 상품명 처방은 의사직능의 과도한 직능선택권이라는점 이라고 판단가능한 것으로 보입니다.

이러한 두가지 요인이 상호 작용한다면, 국민 편의성과 약 선택권, 그리고 보험약가 인하라는 명분을 내세운다면, 충분히 성분명 처방

성분명 처방, 단골약국의 '방아쇠'

으로의 이행이 가능할것으로 생각됩니다.

▶ 늙어가는 국민을 설득하는 것이 국회를 설득하는 것

다만, 상품명 처방을 성분명 처방으로 바꾸는 것은 약사법 개정사항이니 만큼, 약사법 개정을 하기 위한 국민적 분위기 조성, 언론에 대한 홍보등, 상당기간의 준비기간이 필요하리라 생각됩니다.

요즘 사회는 국회의원분들 역시도, 특정 단체의 로비에 의해서 법률을 제정하거나 개정하는것에 대하여, 대단히 부담을 느끼고 있기 때문에, 이러한 법률개정을 위해서는, 국회의원분들이 나설수 있는 사회적 분위기나, 실제적 국민적이익등에 대하여, 논리적이면서도, 지속적인 활동이 필요할 것입니다.

▶ 성분명처방은 다분법적인 판단이 필요하다

현대사회는 더욱 복잡해져가는 사회분화속에서 각 직능군의 구분이 모호해 짐에따라, 각 이익집단간의 갈등도 점차 높아길 가능성이 있습니다.

성분명처방은 의사라는 서로 이해관계가 상충되는 집단이 있는 사안인 만큼, 신중한 접근방식과 해결방안을 모색해야 할 것입니다.

이러한 성분명 처방 제도화 외에도, 약사직능의 다양한 계발과 활용을 위해, 대한약사회, 약학대학뿐아니라, 경영분야, 식품분야 등 다방면의 통합적 교육과 방안모색을 적극적으로 그리고 지속적으로 해나가기를 기대해 봅니다.

성분명 처방, 단골약국의 '방아쇠'

성분명처방 용어보다
inn처방 용어가 유리하다

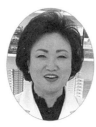

박덕순
(전 경기도의회 의원)

▶ 왜 INN 처방 제도인가?

어떤 제도를 새로 만들거나 법을 만들 때 마주하는 고민거리 중 하나는 용어 또는 명칭을 어떻게 정할 것인가 하는 문제이다.

용어나 명칭은 한 번 정해지면 바꾸기도 어렵고 시간이 흐를수록 사람들의 관념에 뿌리를 내리기 때문에 잘못 정해진 용어나 명칭은 두고두고 피해를 줄 수 있다.

흔히 상품의 명칭은 리뉴얼이나 리네이밍을 거쳐 새롭게 변신하는 마케팅이 가능하지만 이마저도 쉬운 작업은 아니다.

더군다나 법과 제도에 규정된 용어나 명칭은 변

경하는 것이 거의 불가능에 가깝다.

이와 같이 잘못된 용어의 사례를 하나 든다면 의약품 분류가 있다.

현재 우리나라의 의약품은 전문의약품과 일반의약품으로 구분되어 있다.

전문의약품은 의사 또는 치과의사의 처방전에 의하여 환자에게 조제 투약되는 의약품이고 일반의약품은 의사 또는 치과의사의 처방전 없이 약국에서 구매할 수 있는 의약품이다.

전문의약품과 일반의약품의 구분은 약효의 강도, 효능효과, 부작용의 강도와 빈도 등이 구분의 기준이다.

▶ '전문의약품' 용어 외국에서는 쓰지 않는다

현재 전문의약품과 일반의약품의 생산액은 약 85:15정도로 전문의약품이 압도적이다.

그런데 외국의 경우 전문의약품이라는 용어를 쓰는 나라는 거의 없다.

대부분 처방의약품과 비처방의약품, 혹은 처방의약품과 일반의약품으로 분류하고 있다.

그렇다면 전문의약품이라는 용어가 왜 부적절한 용어일까?

의사는 진료의 전문가, 약사는 약의 전문가임은 그동안 익숙하게 사용하던 "진료는 의사에게, 약은 약사에게" 라는 구호에서도 잘 나타난다.

모름지기 용어는 접하는 사람들에게 어떤 관념을 유발하기 쉬우므로 용어로 인하여 잘못된 선입관이 형성되거나 본래 의도하지 않는 영향을 준다면 부적절한 용어라 할 것이다.

여기서 문제가 되는 부분은 전문의약품이라는 용어가 약의 전문가가 의사라는 선입관을 형성한다는 점이다. 다음 두 가지 사실을 짚어보자

1. 전문의약품이란 용어를 접하는 많은 사람들은 "전문성이 더 필요한 의약품"이라는 의미로 받아들인다.

2. 더군다나 전체의약품 중 85%가 전문의약품이며 이를 처방하는 것은 의사의 권한이다.

이와 같은 단순한 명제 2가지 만으로도 약의 전문가가 의사라는 선입관이 형성되는 것은 어찌 보면 당연한 것이다.

만일 전문의약품이 아니라 "처방의약품"이라는 용어로 결정되었다면 어떨까.

▶ 성분명처방은 약사의 숙원사업

이제 본론으로 들어가보자.

최근에야 우리나라는 INN이라는 용어가 화두가 되고 있다.

INN은 말 그대로 국제 일반명, 즉, International Non-proprietary Name을 말한다.

우리가 그동안 성분명 처방 도입을 약사 최대의 숙원사업으로 꼽아

왔는데 성분명 처방 제도는 의사회의 반대 등 여러 가지 난관으로 거의 진전이 없다.

▶ 외국에서 보는 성분명처방

그런데 외국에서는 성분명 처방을 어떻게 받아들이고 있을까.

외국은 성분명이라는 용어를 사용하는 나라는 없고 INN이라는 용어를 사용하고 있다. 상품명은 물론, 성분명 조차도 나라마다 차이가 있어 글로벌 시대의 communication을 위해 의약품의 명칭을 통일할 필요성이 강하게 대두되었다.

INN은 성분명 중에서 국제적으로 WHO에서 공표한 유일한 명칭이다.

2017년 FIP 조사 결과를 보면 72개 조사대상국 중 37.5%인 27개 국가에서 이미 INN처방제도를 의무화 하고 있다.

앞서 용어 선택을 신중하게 해야 함을 사례를 들어 장황하게 설명한 것은 성분명처방이란 용어의 부적합성과 INN처방의 당위성을 말하기 위함이다.

그동안 약사회가 성분명처방을 실현하기 위해 부단히 노력하여 온 것은 주지의 사실이다. 그런 과정에서 외국도 점차 성분명처방을 도입하고 있다고 주장하였고, 최근 프랑스가 성분명처방을 전격 도입하였다고 소개한 바 있다.

그러자 의사회는 약사회가 허위사실을 유포하고 있으며 세계적으로 성분명처방을 실시하는 나라는 하나도 없다고 맞받아쳤다.

아울러 성분명처방으로 인하여 품질이 떨어지는 약으로 조제한다면 약화사고가 증가할 것이라고 반박하였다.

사실 성분명처방 국가가 하나도 없다고 반박하는 것은 액면 그대로 해석하면 맞기도 하고 INN을 성분명의 일종으로 본다면 틀리기도 하다.

그것은 성분명과 INN의 관계를 어떻게 설정할 것인가의 문제이기 때문이다.

그리고 약화사고가 증가한다는 것은 제네릭의약품의 관리에 관한 문제이지 성분명처방 제도 자체와 직접 관련이 있는 것은 아니다.

하지만 상대에게 공격의 빌미를 주는 용어를 고집할 필요는 없다.

▶ 성분명을 늙어가는 국민에게 부단히 말하자

성분명 처방 제도가 약제비 절감, 환자 불편 해소, 환자 알권리 신장, 메디케이션 에러 방지, 리베이트 감소, 토종 제약산업 육성 등 많은 장점이 있음에도 불구하고 사회적 공감을 얻지 못하는 것은 상대 단체의 반발과 국민들의 신뢰 부족이 큰 원인일 것이다.

즉, 약사들이 성분명 처방을 주장하는 것은 국민을 위해서가 아니라, 성분명 처방을 시행함으로써 약에 대한 지배권을 확장하고 그에 따라 리베이트를 확보하려는 술수 차원에서 성분명 처방을 주장하는 것이라는 의구심이 존재한다는 사실이다.

어찌 보면 성분명처방이란 용어 자체가 직능간 대결적인 용어로 포지셔닝이 되어 버린 것이 아닌가 생각된다.

이러한 프레임에 갇혀 있는 한 성분명 처방 시행은 불가능에 가깝다.

이러한 프레임에서 벗어날 수 있는 방안이 INN처방제도 아니겠는가.

이미 세계적인 대세이며 WHO에서 권장하고 있는 제도이니 말이다.

▶성분명처방이나 INN처방이나 목적지는 같다.

그런데 비유하자면 성분명처방은 구불구불 산길을 가는 것과 같고 INN처방은 고속도로를 가는 것과 같다.

편하고 빨리 갈 수 있는 길을 마다하고 굳이 산길을 택할 이유는 없다.

더군다나 앞으로 약사법규에 성분명 처방으로 정해지느냐, 혹은 국제 일반명(INN) 처방으로 정해지느냐에 따라 약사들의 운신의 폭과 활용도, 그리고 국제적 위상은 매우 달라질 것이다.

그러므로 우리가 이 시점에서 어떤 용어를 사용하는 것이 미래를 위해 좋은 것인지 생각한다면 성분명처방이란 용어 보다는 INN처방이란 용어를 선택해야 하는 것은 자명한 것이다.

성분명 처방, 단골약국의 '방아쇠'

성분명처방 약값 아낀다

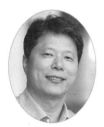

서영석
(경기도의원)

▶환자의 약 선택권 강화는 불가피하다

성분명처방은 2000년 의약분업 실시 후부터 보험재정의 절감, 불용 재고의약품으로 인한 손실, 환자의 선택권강화와 의약사 담합방지, 제약사 리베이트 차단등의 이유로 약사회 측과 시민단체,정치권등에서 지속적으로 제기해 왔던 이슈이다. 하지만, 번번히 의사회측의 반대로 시범사업조차 제대로 실시되지 못한 실정이다.

▶ 성분명처방의 장점은 많다

성분명처방의 시행으로 인한 여러 효과에 대해 알아보자,

첫째, 인구고령화등으로 날로 늘어가는 보험재정을 절감할 수 있다.

2007-2008년 국립의료원에서 실시한 '성분명 처방 시범사업'에 대한 평가 연구용역 결과를 보면 10개월 동안의 짧은 기간과 '시메티딘정' 등 20성분, 32개 품목의 적은 품목으로도 성분명 처방에 따른 약제비 절감규모는 10개월간 212만원으로 이를 상품명 처방(평균가)으로 대체했을 때의 총 약제비 4,642만원 대비 4.6% 규모였다. 성분명 처방의 효과를 검증하기에는 여러 한계가 있었지만 약제비 절감 등의 긍정적인 의미가 있다는 연구결과였다. 이를 여러 변수를 고려하지 않고 2016년 약품비인 14조2천7백9십억원 규모로 단순 환산해보면 6천4백억원의 절감을 기대할 수 있다.

둘째, 불용재고의약품으로 인한 국가적 손실을 줄일수 있다.

지난 2013년 약사회 차원에서 진행한 반품사업 결과 정산된 금액은 모두 148억원에 이른다.(참여약국수 8,864곳, 반품품목수 104만 6,727품목) 반품 미참여 약국을 감안하면 금액은 더 늘어날 것으로 보이고 이는 대부분 잦은 처방회사 변경으로 인한 불용재고 의약품으로 추정된다. 성분명처방이 시행된다면 대폭 감소될 것으로 예상된다.

셋째, 환자의 선택권강화와 의·약사 담합행위 차단이다.

2007-2008년 국립의료원에서 실시한 '성분명 처방 시범사업'에 대한 평가에서 실시한 환자 설문조사 결과를 보면 전체 응답자 66.6%가

성분명 처방, 단골약국의 '방아쇠'

성분명 처방을 선호하고 현재 집 근처 약국을 주로 이용한다고 답한 환자는 16.7%인데 성분명 처방제도를 시행할 경우 집 근처 약국을 이용하겠다는 응답이 40%로 증가했다. 이는 성분명 처방이 환자가 선호하는 약국을 선택하는데 도움이 된다는 것을 보여준다. 아울러 의약분업 시행 초기부터 문제되었던 의·약사 담합행위도 성분명 처방을 통해 자연적으로 해소될 수 있다.

넷째, 제약사 리베이트를 막아 제약업 발전의 토대가 될수 있다.

복지부에 따르면 불법 리베이트로 적발된 인원은 2015년 29명에서 2016년 86명으로 급증했고 리베이트 금액은 2015년 71억원에서 2016년 155억원으로 2배 이상 늘었다.

리베이트 쌍벌제와 투아웃제가 시행된 이후 줄어들던 리베이트가 다시 급증하는 추세이다.

성분명처방은 리베이트의 근본적인 차단에 도움이 되고 제약사간 약가경쟁을 유도하는 기폭제가 될 것이다. 이를 통해 리베이트로 자사의 제품의 매출확대를 꾀하는 행태에서 제품개발과 연구로 우수한 품질로 경쟁하는 선순환이 정착되어 국내제약사의 발전에도 기여할 것이다.

▶ 성분명처방은 세계적 흐름

위와같은 여러 경제적인 이유 외에도 성분명처방은 세계적인 추세라고 할수 있다.

2011년 스페인을 필두로 2015년 프랑스, 2017년 포루투칼, 그리스 등 유럽27개국이 성분명 처방을 국가에서 의무화하고 있다는 것이 FIP조사결과 확인되었다.

앞으로 국민의료비증가에 따른 보험재정 문제로 더 많은 국가에서 확대시행 될 것이다.

▶ 제네릭의약품은 안전하다

성분명 처방의 제도화를 위한 전제조건인 제네릭의약품의 품질확보는 이미 2001년부터 2017년까지 생물학적동등성시험을 통해 오리지널제품과 동등한 품질적 지위를 갖춘 제네릭의약품이 13,078품목을 넘은 사실과 처방의들의 잦은 처방약 회사변경으로 알 수 있듯이 제네릭 의약품간 약효동등성을 인정하는 분위기이므로 충분하다고 볼 수 있다.

▶ 일반국민도 성분명 선호

더군다나 약의 최종소비자인 국민들도 성분명 처방을 선호하는 것으로 밝혀졌다.

건보공단 건강보험정책연구원의 '2016년도 건강보험제도 국민인식조사를 보면 국민 53.6%가 '성분명처방'이 바람직하다는 의사를 밝힌 것으로 나타났다.

반면 기존 '제품명처방'이 바람직하다고 밝힌 응답자는 전체의 19.0%에 불과한 것으로 집계됐다.

▶급증하는 노인의료비 누구도 감당하지 못해

결론적으로 성분명처방은 국민들의 약가부담을 낮추고 보험재정 절감을 통해 보장성확대나 보험료를 낮추는데 기여할 수 있는 필수불가결한 제도이다.

이제 정부가 의지를 갖고 제도적으로 시행의 틀을 갖추어 나가는 것이 필요하다.

이는 앞으로 다가올 초고령사회에서 보험재정 부담을 덜고 약사의 역할을 확대하는데 기초적으로 완비해야 될 제도이기도 하다. 현재 우리나라 65세 이상 고령인구는 2017년 8월 전체인구의 14%를 넘어서 본격적 고령사회에 진입하였으며 2026년에는 20%가 넘는 초고령사회가 될 예정이다.

이와함께 65세 이상 노년층의 의료비 지출이 급격히 증가하여 2016년에는 건강보험 전체 진료비의 약 40%인 25조 3000억원 가량이 쓰여졌다. 앞으로 더 증가할 것은 자명하기에 고령인구의 약물오남용과 낭비를 줄이고 질병의 이해와 복약순응도를 높여 노인의료비 지출을 줄이는 방향으로 미리 준비해야 할 것이다.

▶일반국민에게 성분명의 가치 알리면 정부도 움직일 수밖에 없어

이를 위해 DUR제도, 부작용보고제도, 금연치료사업, 고혈압당뇨 시범사업, 독거노인이나 취약계층을 위한 방문약료사업, 흡연,자살 세이프약국, 의약품 안전사용교육등 많은 보건의료정책들이 시행중이거나 시범사업이 진행되고 있다, 이외에도 노인전문약사, 요양병원상주약사, 단골약사 제도등의 도입도 고려해 볼수 있다. 무엇보다 정부의 제도적 뒷받침과 일선 약사들의 적극적인 관심이 필요한 시점이다.

성분명 처방, 단골약국의 '방아쇠'

환자의 약선택 자기결정권 시대

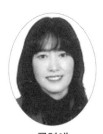

공영애
(경기도 화성시의원)

▶ 고령사회 진입한 대한민국

한국은 지난해 8월을 기점으로 만 65세이상 인구가 전체인구의 14.02%인 725만명을 기록하면서 고령사회가 되었습니다.

고령화는 선진국으로 가는 자연스러운 현상이며, 사전에 충분히 대비하면 지속가능한 국가 발전이 가능하지만 우리나라는 초저출산 현상 지속과 함께 고령화 속도가 세계에서 가장 빠르다는 데 심각성이 있습니다. 고령화사회에서 고령사회로 진입하는 데 걸린 연수(年數)를 보면 프랑스 115년, 미국 73년, 이탈리아 61년, 독일 40년, 일본 24년 등인 데 반해 한국은 17년에 불과했고 통계청 전망에 따르면 우리나라는 2026년 초고령사회 진입이 예상되고 있다. 그런가 하면 인구학자들은 현재와 같은 고령화 속도라면 노인 인구 비율이 20%를 넘어서는 초고령사회 진입 연도가 1년 앞당겨질 것으로 전망하고 있습니다. 고령사회에서 초고령사회로의 도달 소요 연수는 프랑스 39년, 독일 37년, 일본 12년 등으로 우리나라의 8년은 가장 빠른 것입니다. 우리나라에서의 노인 인구 비율은 2030년 24.3%, 2050년 37.4%로 급속히 증가할 것으로 보입니다.

▶ 환자의 '이익프레임' 받아들여야

고령사회에 진입한 우리나라에서 노인부양비 증가와 사회보장비부담 증가등의 문제가 국가적 과제로 대두되고 있는 이 시점에서 성분명처방문제는 단순히 보험재정 절감과 약사가 이익을 가져간다는 잘못된 인식에서 바라볼 문제가 아니라 보험가입자의 재정을 보존함으로써 환자권익을 보호하는 문제가 되는 것입니다.

▶ 약선택권은 환자와 약사의 몫입니다

현재 제품명처방으로 인해 환자가 처방의료기관근처 약국밖에 가지 못하는 현실이기 때문에 성분명처방은 환자가 효과적으로 의약품에 접근할 수 있게 도와주고 어느 가격의 약을 선택할 것인가를 약사와 환자에 남겨놓는 것으로 의사의 전문권한인 처방권을 침해하지 않으면서 재정절감과 환자권익보호 두가지를 모두 만족시키는 제도라는 것입니다.

▶ 환자의 약선택 자기결정권의 시대

보건과 복지전문가로서 모든 도민의 건강100세 행복100배를 목표로 활동해오던 필자는 현행 보험약가와 대체조제 제도로는 환자중심적인 제도로 갈 수 없다고 생각합니다.

성분명처방은 전 세계의 시대적인 흐름으로 약사들만의 요구사항이 아닌 의약분업의 기능을 강화하고 환자의 안전과 권익을 위해 반드시 추진되어야 할 과제입니다.

성분명처방은 보편적의료혜택을 보장하는데 매우 중요한 제도입니다.

또한 이러한 시대에 성분명처방은 환자에게 안전하게 의약품을 접근시키고 국내 제약시장을 건전하게 발전시키는 수단이며 약사의 전문성을 최대한 극대화하고 환자가 자기 결정권을 극대화시킬 수 있는 효과적인 제도입니다.

▶성분명처방, 노인건강 인프라로 큰 역할 가능해

고령사회에서 건강하고 행복하게 오래 사는 것은 매우 중요합니다. 이러한 점에서 우리나라의 노인 정책과 인프라는 선진국에 크게 미치지 못하고 있습니다. 우리나라의 노인 세대는 '한강의 기적'으로 불리는 산업화와 민주화를 동시에 이룩한 주역으로써 존중받으며 건강하고 행복하게 오래 살 권리가 있습니다.

성분명처방은 노인복지정책에서 큰 장점으로 작용할 수 있을 것입니다.

그러한 요구에 성분명처방이라는 제도가 뒷받침되어 국민이 건강하고 행복하게 오래 사는 사회가 되기를 바랍니다.

생명존중 생명사랑실천
동네약국이 '적격'

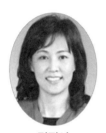

김필여
(안양시의회의원)

▶ 동네약국은 초고령 한국인들에게 '체온'

한국은 경제협력기구 OECD국가 중 랭킹1위의 자살률을 기록하고 있으며 특히 서울, 경기, 인천 등 수도권지역의 자살자가 많습니다.

07~11년 사이 발생한 전쟁인 이라크 전쟁과 아프가니스탄 전쟁의 사망자보다 한국의 자살 사망자가 2~5배 높으며, 우리나라 연간 교통사고 사망자보다 2배 이상의 자살자가 발생하고 있습니다.

한국의 자살사망자 연간 14,000명은 전체 자살문제 즉, 자살생각 연간 500만 명, 자살계획 200만 명, 자살시도자 15만~30만 명을 포함한다면 빙산의 일각에 불과하다고 보여 집니다.

최근 5년간 한국의 자살사망률 추이를 살펴보면 2012년 인구 10만 명당 28.1명에서 2016년 25.6명으로 다소 줄기는 했지만 자살률 1위라는 자리를 고수할 정도로 높은 수치입니다.

가장 높은 자살연령대가 40~50대이고 남성이 여성보다 2배 이상 높지만 여기서 주목할 것은 연령에 따른 자살사망률 추이분석에서 80대 이상이 가장 높고 ,70대, 60대. 50대, 40대, 30대 이하 순으로 자살사망률이 순차적으로 낮아진다는 사실입니다.

청소년들은 약 200건의 자살시도가 1건의 자살사망으로 이어지는 반면, 노인의 경우에는 4건의 자살시도가 1건의 자살사망으로 이어지고 있어 노인 자살의 경우 훨씬 더 심각하다는 뜻입니다. 즉 노인들은 실제로 굳은 자살의지를 가지고 결행에 옮기는 것이라고 할 수 있으므로 주변 사람들의 주의 깊은 관찰과 개입이 필요합니다.

자살의 원인분석에는 우울증이나 극심한 스트레스, 분노 등 정신적인 요인도 있지만 사회, 경제적 요인도 주된 원인이 되며 특히 독거노인세대를 포함한 1인가구가 증가하고 있는 사회변화 속에서 소통부재와 대화단절, 삶의 의지가 줄어들고 관심 밖으로 밀려난 취약계층의 자살이 증가하고 있습니다.

동네단골약국은 접근성이 좋아 지역의 독거노인을 포함한 취약계층 주민들의 건강상태를 가장 잘 알 수 있고 대화와 상담을 통해 위기상황을 파악할 최적의 조건을 갖추고 있는 장소입니다.

지역주민과의 밀착과 공감으로 육체와 정신건강까지도 함께 살펴 건강관리뿐 만아니라 생명사랑 유관기관과의 연대로 자살사망률을 낮추기 위한 네트워크를 형성하는 촘촘한 망의 기능을 하는 동네약국이 필요하고 이를 위해 동네약국이 사라지는 것을 막아야 합니다.

▶누구를 위한 상품명처방인가?

2000년 8월 의약분업이 시행될 때 처방전에 성분명이 아닌 상품명을 표기하기로 결정된 후 십 수 년이 흘렀지만 약제비상승, 환자들의 약품선택권 부재, 약사들의 비효율적, 수동적인 조제, 불용의약품 양산 등의 비합리적 요소가 많은 현실을 인식하여 개정의 필요성에는 동감하나 제도개선의 적극성은 부족한 것이 사실입니다.

또한 약국 간 처방수입의 양극화로 인한 동네 단골약국의 폐업 도미노로 기존에 주민건강보건 상담의 1차적 건강상담과 의약품정보전달을 해오던 건강지킴이 약국기능이 현저하게 감소되고 있습니다.

뿐만 아니라 국민의 약국이용을 단골약국보다는 병원근처로 제한하여 긴 대기 시간의 불편함을 야기할 뿐 아니라, 상품명사용으로 발생되는 약품비용증가와 국민들의 건강복지 의식제고에 따른 의료비지출 증가, 기대수명연장 등으로 인한 약제비사용의 증가는 멀지않은 미래에 건강보험 재정 고갈이라는 우려마저 제기되어 국민에게도 부담이 되는 상품명처방이 대체 누구를 위한 제도인지 다시 한 번 심사숙고해볼 일입니다.

▶ 약사의 본분

시의원이면서 강사이기도 한 저는 노인대학, 교양강좌, 평생교육, 학교교육, 노인정 등을 대상으로 의약품안전사용교육을 하고 있습니다.

특히 어르신대상 교육 시 약복용여부에 대해 질문을 하면 약을 안 드시는 분은 거의 없고 적어도 몇 개과를 다니시며 평균 6~8 종류의 약과 건강기능성 식품, 파스 등의 외용제 등 많은 약품을 사용하고 계시며 복용의 안전성, 부작용, 유효기간, 음식과의 상호작용 등에 대해 궁금해 하십니다.

그런데 연로하신 분들이 많다보니 기억이 깜빡깜빡하셔서 들어도 금방 잊어버리니 어떻게 하냐고 걱정을 하시는 경우가 많아 교육받으신 것 다 잊어버리시더라도 집 가까이 단골약국을 정해 모르는 것은 무조건 가서 약사에게 물어보시는 것만 기억하시라고 강조를 합니다.

이를 위해 약사회에서도 단골약국수첩을 제작, 배포하여 동네 어르신들을 위한 건강관리와 약물상담을 통해 동네약국 살리기에 전력을 다해야 하겠습니다.

▶ 성분명 처방의 의미

성분명 처방은 상품명처방에 비해 국민들의 약국 이용선택에 대한 제약이 현저하게 줄어 환자들의 편의성 증가와 더불어 약의 선택권을 사용자에게 줌으로써 약제비 감소와 함께 건강보험 재정도 절감되며 특히 동네단골약국 이용증가로 상담원활과 약물의 효과적 관리로 우리보다 앞서 의약분업을 시행한 미국, 독일, 프랑스등의 선진국에서는 성분명 처방을 하고 있습니다.

또한 무분별한 건강정보의 난립으로 인한 국민들의 의약품 오남용을 막을 수 있고 사라져가는 동네 단골약국을 회생 시킬 수 있는 방안 중에 하나라고 볼 수 있습니다.

수명연장에 따른 고령사회로의 진입은 벌써 시작되었고 2024년 정도면 초 고령화 사회가 닥쳐 올텐데 무엇보다 생명연장의 가장 큰 수훈자인 약물에 대한 합리적인 이용형태로의 변화가 절실합니다.

또한 성분명 처방이 가능한 현실은 국민들이 신뢰 할 수 있는 약효의 동등성 문제인데 이는 KGMP(우수의약품제조기준)의 정착으로 제조기술의 신뢰성이 확보된 가운데 생물학적 동등성 시험 등의 적합한 절차를 통과한 동등한 약효를 인정받은 약품을 사용함으로서 이미 그 해결책은 완비되었다고 보여 집니다.

정부와 유관기관들이 대승적인 차원의 합의를 통해 성분명 처방 시행 합의를 도출하여 국민들에게 보다 높은 건강서비스를 제공하여야 할 것입니다.

▶ 고령사회의 미래약사 역할

인류의 수명연장으로 인한 고령사회가 확대되고 있는 전 세계적 상황에서 사회의 각 분야에서 준비해야 할 내용은 다양 합니다.

그중 만성질환 등에 시달리는 노인에 대한 약사의 역할에 대해 언급해보면 노인건강상담, 교육, 방문약료, 단골약국을 통한 보건서비스, 등이 필요하며 이를 시행하기 위해 노인약료전문약사 등의 제도적 대책이 마련되어야 합니다.

올해부터 일부지자체에서는 다제약물 복용자나 취약계층 어르신들을 방문하는 방문 약료사업을 펼쳐 약물의 안전사용을 지도하는 건강관리 파트너로서의 약사들이 참여하는 사업예산을 책정하였고 향후 전체 지자체로 확대될 것으로 예상하고 있습니다.

앞서 언급한 성분명 처방시행이 동네단골약국 활성화의 바탕이 되어 동네단골약국을 통해 받는 건강서비스로 인해 주민들은 의료비 및 약품비 절감과 단골약사의 보살핌을 받아 약의 오남용을 줄이고 효과적인 치료에 많은 도움을 받을 뿐만 아니라 소중한 생명을 지켜나가는 생명사랑실천 약국으로서의 역할도 충실히 할 수 있는 국민들을 위한 대의적인 정책인만큼 조속히 시행되어야 할 것입니다.

성분명 처방의 필요성

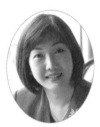

최미영
(서초구의회의원)

▶성분명 처방이 왜 필요한가?

일반적인 환자 접근성 편의로 인한 제도 도입의 당위성에 대해서는 많이 논의되어져 왔으므로 여기에서는 크게 두 가지의 새로운 측면에서 접근해 보고자 한다.

제약 산업의 균형적인 발전을 위한 성분명 처방의 역할과 공공보건의료 확충을 통한 국민 보건의 제도적 완성으로의 성분명 처방 제도에 대해 생각해 보겠다.

◇ OECD국가의 보험적용 약 품목수 (단위 : 품목)

	스웨덴	프랑스	이탈리아	덴마크	오스트리아	미국	호주	영국	한국
품목수	3,152	4,200	4,532	2,499	2,755	2,000이하	2,506	11,979	21,400

※ 출처 : 2011년 보건복지부 (한국은 2017년 기준)

▶ 기형적인 의약분업의 현실

첫째, 도표에서 보듯이, 우리나라의 보험적용 약 품목수가 다른 OECD 국가보다 현저히 많다는 것을 알 수 있다. 이는 현 우리나라의 의약분업 제도 하에서 약의 선택권이 전적으로 의사에게 상품명으로 주어진 결과라고 본다.

신약개발에 힘써야 할 제약사가 만들기 쉬운 복제약 생산에만 혈안이 되다 보니 복제약이 기하급수적으로 늘어나고, 리베이트 등 과다경쟁으로 인해 제약 산업이 기형적으로 변모되었다.

동일성분의 허가품목 수를 일정 규모로 제한하여 급여품목 수를 적절하게 관리한다면, 제약 산업의 중복 투자가 없어지고 신약개발에 더욱 집중 투자가 되어 정상적인 제약 산업의 발전을 가져오게 될 것이다.

상품명 처방으로 대표되는 기형적인 의약분업 제도에서 성분명 처방의 실시로 약의 선택권이 국민에게 돌아가게 되어야만 제약 산업의 균형 있는 발전을 가져오게 되고 성공적인 의약분업제도로 정착될 수 있을 것이다.

▶국민건강권의 접근성 고민할때다

둘째, 공공보건의료 확충에 있어서도 성분명 처방의 역할이 중요하다.

공공보건의료는 취약지구나 취약시간대에 있어 국민건강권의 접근성을 강화하자는 것이 그 목적이다. 공공보건의료의 확충을 성공적으로 이끌어내기 위해서는 성분명 처방 실시로 의약품에 대한 국민의 접근성이 무엇보다도 선결되어야 한다.

상품명 처방인 현 제도 하의 문전약국 편중 현상을 성분명 처방으로 지역약국 활성화와 지역약사들의 국민건강 관리자로서의 역할을 확대 강화할 수 있을 것이다.

보건복지부의 최근 자료에 의하면 우리나라 의료 취약지구로 분류되는 입원 취약지(500병상 종합병원이 없는 생활권)가 25개 생활권이 있다하고 만성질환관리 및 자살률은 OECD국가 중 하위권을 맴돌고 있다한다. 이는 국민건강관리권이 현 제도에 있어 특정 보건의료 직역에 편중되어 있기 때문이 아닌가 생각한다.

이에 복지부에서 시행하고 있는 만성질환 시범사업에 의료계뿐만 아니라 약사도 제도적으로 참여하게 하여 지역 주민의 건강관리자 역할을 하도록 한다면 이는 궁극적으로 의료비 절감 뿐 아니라 국민보건향상에 크게 기여하게 될 것이다.

▶ 2007년 성분명처방 시범사업 이미 이루어져

참고로 2017년 서울 FIP에서 발표된 내용 중 조사대상 72개국 중에 37.5%인 27개 국가에서 INN(국제 일반명) 처방을 의무화하고 있고 그 외 대부분 나라에서는 제네릭 대체조제를 권장하고 있는 것으로 파악되었다. INN 처방은 성분명 처방과 유사한 의미로 받아들여지고 있으며, 현재 WHO에서 추진하고 있고 각 나라에 권고되어지고 있다.

우리나라도 국민의 의약품 접근성을 높이는 국제적인 제도 도입이 적극 검토되어야 하고, 2007년도 국립의료원에서 실시되었던 성분명 처방 시범사업을 보완하여 보건소를 포함한 공공의료기관에서 우선적인 제도 도입을 한 후 점차 확대 발전시켜 나가야 한다.

성분명처방이 사실상 '불법'인 시대

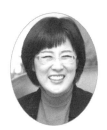

구미경
(대전시의원)

▶ 약이 없으면 환자는 힘들다

"죄송합니다. 저희 약국에는 이 약이 없어서요."
하루에도 몇 번씩 하게 되는 말이다. 이렇게 말하
면 환자들은 열에 열, 모두 난색을 표한다. 정형외
과 옆의 약국이고, 정형외과에서 처방해준 약인데
왜 약이 없냐며 화를 내는 환자도 있다. 낮시간에
는 그나마 사정이 낫다. 병원에 전화해 대체조제를
해도 되겠냐고 물어보고, 허락을 받고 조제를 해주
면 되니까. 하지만 아슬아슬하게 병원 진료시간이
끝난 직후의 시간이나, 주말에는 도무지 방법이 없
다. 허락을 구해야 할 병원이 문을 닫으니 말이다.
해당 병원 근처의 약국을 가셔야 해요, 하면 그 병

원 옆의 약국이 닫아서 여기로 왔는데 나보고 어쩌라는 거냐며, 오늘부터 꼭 필요한 약인데 큰일이라며 울상을 짓는 환자도 있었다. 안타깝지만 불법이라 안된다는 말 밖에는 돌려줄 말이 없다. 입맛이 쓰다. 언제부터 약사의 재량으로 약을 조제하는 것이 불법이 되었나.

▶ 약사의 고유재량은 없어졌다

2000년 8월부터 시행된 의약분업의 취지는 '진료는 의사가, 약은 약사가'라는 것이었다. 하지만 18년이 지난 지금의 현실은 의약분업이 아니라 의약통합으로 보인다. 약사가 의사의 지시를 받는 존재로 의약계가 통합되어 버린 것이다.

▶ 의약통합의 현실, 부자연스럽다

의사는 성분명이 아닌 약품명으로 처방을 하고, 약사는 의사가 지정한 약품만을 써야한다. 약품명 처방은 의무가 아니다. 성분명 처방도 얼마든지 할 수 있지만 실제로 성분명 처방을 하는 의사는 몇 되지 않는다.

▶ 의사의 진료권 존중이 상품명처방은 아니다

생동성 조작사례는 이후 감사기준이 더 높아져 제네릭 약의 안전성
이 보장되었다고 대부분의 전문가들은 말한다. 대체조제로 인한 제네
릭 약의 사용으로 성분명 처방의 한계를 지적하는 것은 분명히 말하
건대 의사의 오만이다. 진료를 주관하는 것은 의사라는 것에 아무도
이의를 제기하지 않듯, 의약품 성분을 파악하여 조제하는 전문가는
약사라는 것에도 이의를 제기해서는 안된다. 제네릭 약의 안전성에
대해 의사는 알고 약사는 모를것이라고 생각해서 성분명 처방을 반대
하는 것이라면, 약사의 존재 의의는 무엇인가.

▶ 약사 · 의사의 근본적인 사명감에 깊은 고민할때다

환자는 아프고 다급해서 병원에 가고, 약국에 오는 것이다. 정말 환
자 입장에서. 환자를 위한 길이 무엇인지를 생각한다면. 의사든 약사
든 성분명 처방을 지지하는 것은 당연한 수순이다. 의사와 약사는 환
자를 위해 존재하는 직업이다. 선진국. 특히 성숙한 사회라는 것은 소
외계층, 약자, 장애인, 환자를 더 배려하는 사회다. 직업이기주의보다
는 숭고한 사명감으로 세상을 살아야만 환자들로부터 존경받는 의사
와 약사가 된다고 믿는다. 그리고 그것만이 의사와 약사와 환자가 서
로 존중하며 살아갈 길이다.

환자가 무게 중심이다

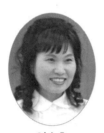

이순훈
(동덕여대약대동문회장)

▶트랜스시대, 의료서비스 중심은 '환자'

세칭 트랜스(trans) 시대다. 깜빡하는 순간에 어제의 신념은 가차 없이 강판당하고, 세상은 보다 편익한 삶의 가치를 향해 앞으로만 획획 내달린다. 관계의 거리도 수렴과 발산이 반복된다. 한 눈 팔면 낙오될 뿐이라고 압박해오는 강퍅한 현실은 '적의 적은 동지' 라는 등식에 고개 끄덕이게 할 뿐 아니라, 때로는 적과의 동침을 수긍하도록 종용하기까지 한다. 저무는 아날로그의 자리를 냉큼 점령한 디지털의 위력이고, 말 그대로 정보통신기술(IT)의 개방네트워크 세상이다. 창조적 파괴, 지난 세기까지 군건히 지배해오던 국경 ? 성 ? 계급 등등의

성분명 처방, 단골약국의 '방아쇠'

교과서적 경계마저 뭉개가는 이 무적의 디지털문명은 그 거리낌 없는 유동성으로 하여 전 지구를 하나의 그물망으로 통합해냈다. 너 나 없이 지구마을 주민이다. 새로운 인구센서스 분류에 따라 '74억 지구촌 인간 중 동북아시아 북위 37.566535 거주 50대 기혼여성' 등으로 표기된 카테고리를 상상하는 일도 더 이상 낯설지 않다. 두렵지 않느냐구? 인간은 사회적 동물이랬다. 짬짬이 이는 멀미로 기우뚱거리는 상황과 맞닥뜨릴 때조차 주저앉고픈 마음은 솟아나지 않는다. 유전자가 서로 다른 원자(atom)로 구성된 아날로그의 정겨움을 포기하는 반대급부로, 광속의 편의를 보상받고 있기 때문이다.

디지털 세계는 기호와 상징의 세계다. 가시적 물질세계와는 달리, 주 활동무대가 '0'과 '1'의 비트(bit)만으로 구성되는 가상현실이므로 시공간의 제약으로부터도 자유롭다. 멀미앓이는, 빛이나 전기 등을 활용하여 온-오프(on-off)라는 두 가지 선택만으로 모든 이뤄냄이 가능한 이 첨단과학이 앞으로만 굴러간다는 데서 촉발된다. 매 순간 가열차게 가동되는 업그레이드가 병인이다. 생고생 한다구? 세상에 공짜 점심은 없댔다. 자격증을 위한 학원등록 같은 것은 필요 없다. 그저 마법처럼 작동되는 새 버전의 업넷 내용을 열심히 눈팅해가며 각자의 방식으로 내공을 키우면 된다. 사물에 센서가 부착되면 무생물이던 사물이 깨어난다. 센서를 통해 읽은 데이터를 인터넷을 매개로 실시간 주고받는 상호소통의 주체가 되는 것이다. 온라인 검색? 소셜 네트워크? 전자상거래처럼 사람과 기계 사이를 연결하던 인터넷은, 이제 사물인터넷(IoT)을 너머 만물인터넷(IoE)과 인공지능(AI)이 혼재하는 경이로운 세상 속으로 우리 삶을 이끈다. 가정? 기업? 사회? 문화 전반에 걸친 혁신이고 전 지구적 라이프스타일의 트랜스다. 만사IT통. 구글이 내 취향을 알고, 손지갑을 밀쳐낸 애플페이와 삼성페이가 드레스 핏을 날렵하게 세워주는가 하면, '셰프 왓슨'을 도우미 삼아 나만의 특수샐러드 레시피를 즐길 수 있다. 어느 지점엔가 신이 강림해 있는 건 아닌지 두리번거려질 만큼 도저한 진화다.

▶ 세상의 중심은 사람이다

그럼에도 불구하고 세상의 중심은 사람이다. 사물인터넷과 만물인터넷의 사이에는 인간이 있다. 뭐야? 뭐지? 버벅거리다가 깜빡 묻힐 뻔했던 사람이 기술 사이로 틈입한 거다. 고속도로 톨게이트의 하이패스 시스템이나 자동차의 원격 시동처럼 사물과 사물 간 데이터의 주고받음이 사물인터넷의 시작이라면, 인터넷을 통해 현실사물과 가상사물, 데이터와 프로세스에 이르는 모든 것을 사람과 연결시켜 위치 · 공간 · 센싱정보의 공유가 가능하도록 세팅된 기술이 만물인터넷이다. 사람과 사물들 간의 상호대화가 작동되기 시작한 거다. 대화와 설득은 다르다. 보물이 숨겨진 동굴 문을 열기 위해 『알리바바와 사십 인의 도둑들』이 지시하는 비밀번호 "열려라 참깨!"도 업뎃 되어야 개연성이 산다. 디지털 양식에 부합되도록 '열려라 참깨' 배열에 음성파형을 덧입히는 암호의 코드화가 필요하다. 문을 열까 아니면 침묵으로 버틸까, 명령의 정오 식별에 관한 전권을 넘겨받을 수 있을 만큼의 센싱데이터를 동굴 문에 탑재해놓는 것, 그것이 음성인식 시스템의 환경설정작업이다. 해킹 리스크마저 제압한다는 홍채인식도 마찬가지다. 빛의 양에 따라 동공의 크기를 조절하는 홍채는 생후 1~2년 내에 고유한 패턴이 형성되어 평생 변하지 않는다. 이 홍채의 패턴을 코드화한 후 영상신호로 바꿔 2초 내에 신분을 판별해내도록 장치해둔 바이오시스템이 홍채인식이다. 기술패러다임의 인문학적 혁신! 제아무리 날고뛰어도 종국에 수렴되어 갈 곳은 결국 사람일 수밖에 없는 것이다.

양이 쌓이면 질의 변화가 뒤따른다. 인류의 탄생 지점부터 사람과 뒤섞여 살아가는 질병에 대한 대응체계도 유사한 경로로 진행되고 있다. 'J00' 'K21.0' 등은 각각 '급성 비인두염' '식도염을 동반한 위-식도 역류병'에 대응되는 기호들이다.

▶ 국민건강보험법의 핵심은 '공공성'

이들 질병분류기호는 세계보건기구에서 발표한 국제질병사인분류체계를 우리 실정에 맞게 제정 고시한 한국표준질병사인분류(KCD) 소속 의료전산시스템의 핵심 소스들이며, 여기에는 각각 '646900690(타이레놀650mg)' '650700080(넥시움40mg)'이라는 약품코드가 자주 호응된다. 이 고유의 약품보험코드번호 역시 병원이나 약국? 한의원 등의 요양기관에 지정된 요양기관번호, 그리고 기존의 주민등록번호로 대신하는 환자고유식별기호와 함께 의료서비스의 핵심 소스가 된다. 이러한 기호들의 급부상은 건강보험제도와 그 궤를 같이한다. 국민의 질병·부상에 대한 예방·진단·치료·재활과 출산·사망 등에 대해 보험급여를 실시함으로써 국민건강 향상을 도모할 수 있도록, 그 강제 적용을 법으로 적시해 놓은 사회보장제도다. 강제 적용이라니, 소피스트식 궤변 아니냐구? 전체는 부분에 우선하는 거랬다. 내일의 수혜를 전제로 한 오늘의 투자고, 의료복지시스템을 위한 공공재 키우기다. 생노병사의 전권이 아직 하늘에 있음을 깜빡한 채 내 건강은 내가 지킨다며 제도 자체를 몰라라 한다거나, 질병위험 수위 높은 사람들만 떼로 가입하게 된다면, 국민 상호 간 위험부담을 통해 의료비를 공동해결하겠다는 본래의 취지가 흔들릴 수 있다는 데서 나온 고육지책이다.

아름다운 표면은 한꺼번에 완성되지 않는댔다. 혁신에 혁신을 거듭해가는 디지털 기술이 그런 것처럼, 공공복지를 표방하며 태어난 이 건강보험제도도 점차 업그레이드되어 가고 있다. 1963년 의료보험법이 제정 고시된 이후 14년이라는 긴 준비과정을 거쳐 탄생한 제도가 '근로자 500인 이상의 사업장' 한정의 직장의료보험제도다. 이 제도는 1979년 '공무원? 사립학교 교직원 및 300인 이상 근로자 사업장', 1981년엔 '100인 이상 사업장', 1988년엔 '농어촌지역 및 5인 이상 사업장', 1989년엔 '도시 자영업자' 까지 확대되면서 전 국민의료보험 시대를 개척했으며, 1999년엔 기존의 의료보험법을 '국민건강보험법'으로 개칭하여, 2000년 드디어 전 국민 건강보험 의무가입과 요양기관 당연지정제를 근간으로 한 의약분업 시대를 열어 오늘에 이르고 있다.

▶ 약을 탐구하기 위해 질병을 공부한 약사

의약분업이란, 의사는 '환자를 진찰? 진단하여 치료방침을 결정한 후, 이에 합당한 처방전을 발급' 하도록 하고, 약사는 '의사가 발행한 처방전에 기록된 약이 다른 병원의 약과 중복되는 건 아닌지, 복용량과 복용횟수 등이 적절한지를 확인하고, 문제의 소지가 보이면 처방의사와 다시 논의한 뒤 조제' 하도록 한다는 일련의 시스템, 다시 말해 양질의 진료와 양질의 투약을 위한 의? 약사 협업이 중심 모토다. 도우미도 등장했다. 의약품 오남용 예방? 항생제 등의 사용량 감소? 지역 간 분업화에 따르는 서비스의 질 향상? 환자의 알 권리 신장? 질병의 조기발견 및 만성질환자의 지속적 건강관리? 제약 산업의 발전 및 의약품 유통체계의 정상화라는 공공선을 내세운 대국민홍보는, 제도의 무사안착이 가능하도록 사회적 저항 기운을 잠재우기에 충분했다.

타자와의 경계선이 흐릿해지면 정체성의 혼란이 뒤따르기 십상이다. 티격태격 보이지 않는 실랑이가 벌어질 수도 있다. 급조된 의료서비스의 네트워크 속으로 혼입된 병원이라는 요양기관과 약국이라는 요양기관의 경계가 그러했다. 질병을 탐구하기 위해 약을 공부한 의사와 약을 탐구하기 위해 질병을 공부한 약사의 업무를 강제 규정하려는 데서 비어져 나온 삐걱거림이었다. 환자를 진료한 의사가 처방전을 발행하고, 약사는 그 처방전에 따라 조제투약과 복약지도를 병행한다는 데는 함께 수긍했지만, 처방의약품을 상품명으로 표기할지 성분명으로 표기할지가 문제였다. 팽팽한 대립이 이어졌다. 같은 성분의 의약품이라 해도 약효의 차이가 발생할 수 있으니 상품명처방이 옳다는 게 의사 측의 주장인데 반해, 시험약과 대조약을 비교분석하는 '생물학적동등성 시험'으로 동일효능을 가진 의약품의 선별이 가능하고, 의약품을 생산하는 회사들의 그 많은 전문의약품을 모든 약국이 전부 구비해놓는다는 것은 현실적으로 불가능한 일이며, 처방빈도 높은 의약품을 온전히 구비해놓은 병원인근 약국으로만 처방전이 쏠리게 되는 불균형이 발생하게 될 수 있으니, 성분명처방이 옳다는 게 약사 측 주장이었다. 무엇보다 처방의약품의 잦은 교체에 따른 엄청난 금액의 약국불용재고의약품을 줄여 국가경제에 도움을 줄 수 있을 뿐 아니라, 건강보험 재정의 절감효과도 기대할 수 있다는 부연설명까지 덧댔다.

▶ 질병을 탐구하기 위해 약을 공부한 의사

  결론은? 상품명 처방을 원칙으로 하되, 약사는 생동시험 통과 의약품 일부에 대한 제한적 대체조제를 한 후 처방병원에 팩스통보하는

성분명 처방, 단골약국의 '방아쇠'

것으로, 의사는 지역의사회를 통해 '지역처방의약품목록'을 지역약
사회에 제공하여, 약사들로 하여금 그 내용을 공유하게 하는 것으로
귀착되었다.

　건강보험제도 하의 의료서비스는 이렇게 새로운 질서로 재편되고
있다. 보다 신속한 업그레이드가 기대될 만큼 태생적 결함은 여전하
지만, 환자고유식별번호와 질병분류기호와 약품보험코드번호 등등
은, 쉼 없이 요양기관에서 요양기관으로 흘러간다. 아름다운 소통이
다. 환자의 아픔을 최대한 덜어내야 한다는 배려 깊은 사명감으로 어
떻게 아픈지, 언제부터 그랬는지, 그 증상을 완화시키기 위해 현재 어
떤 약을 복용하고 있는지… 묻고? 듣고? 살피고? 만져보고? 필요시
엔 각종 임상검사까지 동원하여 면밀히 진찰? 진단 후, 최소? 최적의
약을 선택하는 의사! 처방전에 기재된 약이 혹시 알레르기를 일으킨
적 있던 제제는 아닌지, 이미 타병원에서 처방받아 복용 중인 약과 중
복되지는 않는지, 복용 용량과 복용 횟수를 이겨낼 만큼 체력이 뒷받
침되는지, 생동시험을 거친 동일효능의 저가의약품 대체조제로 조제
료를 보다 탕감해줄 수는 없는지… 살피고? 묻고? 듣고? 복용방법과
보관방법과 생활보조요법까지 안내하는 약사!

▶ 약사.의사 크로스체킹의 시작, 성분명처방

　이런 배려의 파트너십이 바로 환자가 중심이 되는 '의-약 투약 크

로스 체킹(cross checking)'이다. 창조는 신선함과 기대를 동반한다. 최근 몇 년 사이 성분명처방이 증가하고 있다는 훈훈한 보도가 있었다(2016. 10. 27. 데일리팜). '2012~2016년 상반기' 건강보험 명세서 실적 자료를 인용하여, 안과의원? 내과의원? 치과의원? 보건소… 등등의 요양기관에서 연 평균 27,000건의 성분명처방전이 발급되었음을 알려주는 뉴스였다. 기다리지 않아도 봄은 온댔다. 획획 달려가는 멀미나는 트랜스시대일수록 의료서비스의 중심은 환자로 수렴되어가야 함을, 인간소외를 예견한 잡스가 인터넷에 인문학을 입혔듯, "누구를 위한 의약분업인가"라는 질문을 다시 우리 모두에게 던져주는 온기로운 기사임을 겨우 알아챘다.

빈곤노인 증가시장,
성분명 강제화 '대의명분'

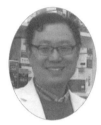

한덕희
(안산시약부회장)

바쁜 약국경영에도 시간을 내어 공부하기란 쉽지 않다. 2013년 경제학 공부를 시작해 학사과정(경제학학사)을 마치고 약계이슈에 대해 거시적인 관점을 제시하는 한덕희 약국장은 인상이 깊었다. 성분명처방 강제화는 약사의사 이해관계를 넘어 종합적이고 정치적인 판단이 요구되는 지금, 한덕희 약국장의 원고는 많은 도움이 된다. '리베이트'라는 경제적 유인이 존속하는 이상 과도한 약처방에서 의사는 자유롭지 못하다는 지적은 공감이 갔다.

이제는 '패러다임'을 바꿀때다. 100세 초고령사회 한국인들은 경제적 형편에 맞게 약값이 싸고 게다가 약효까지 보장된 약을 원하는 거대한 흐름을 직시했으면 한다. 게다가 아플때 기댈사람을 찾기 힘들 것이다. 의사의 직능도 귀하듯이... 집 근처에서 언제든 만날 수 있는 약사직능이 더이상 편의점 약과 대결하는 구조는 누구에게도 이익이 아니다. '약의 전문가 브랜드' 약사의 자리가 좀더 온전한 자리를 찾아가는 성분명 강제화는 불가피하다. 경제적 효용과 이익 사이에서 우리는 살아가고 있다.

한정된 건강보험 재원, 늘어나는 가난한 대한민국 노인들이라는 함수 속에서 '정치적 해법'은 약사 스스로 만들어가야 한다. 약국신문도 돕겠다. 이러한 사회적 공감대는 이미 무르익고 있다. 거시적 종합적인 안목을 원고로 주신 한덕희 약국장께 깊은 감사를 전한다. 〈편집자주〉

▶ 약사약국의 신뢰성 … '비교우위' 크다

저는 약사라는 직업을 가지게 된 것에 대하여 전반적으로 만족하는 편입니다. 운영하는 약국이 허락 시간과 경제적인 자유 덕택에 저는 학부 수준의 경제학과정을 이수할 수 있었습니다. 여기서 얻은 지식을 기반으로 저는 지난 2년 동안 경기도약사회지에 기고를 통하여 우리 약사사회에 일어나는 현안들을 주류경제학이 제공하는 편리한 사유방식 즉, 거시적이고 장기적이며, 동태적으로 바라보는 법을 소개하여 왔습니다.

또 약사들과 약국들이 4차 산업혁명의 시대에도 경쟁력 있는 유통

성분명 처방, 단골약국의 '방아쇠'

기능과 서비스의 제공 기구로 살아남으려면 지속적인 학습과 혁신의 노력이 있어야 한다는 점을 강조하여 왔습니다.

이번에는 보건의료재화의 유통 경로에 있어서 높은 신뢰성을 가진다는 것이 어떠한 경제학적 원리에 의하여 비교우위를 가질 수 있는가에 대하여 설명하겠습니다.

1) 정보의 경제학(Economics of information)

회원 여러분들도 뉴스에서 많이 얼굴을 많이 보셨을 것이라고 생각합니다. 내년 2월 임기를 마치게 되는 재닛 옐런(Janet Louise Yellen, 1946~) 미국 연방준비제도 이사회(Federal Reserve Board, FRB)의장이 3년 전 취임 당시 남편과 함께 환하게 웃는 모습입니다. 재닛 옐런 의장은 정통 경제학자 출신으로 FRB의 의장을 맡게 된 경우인데, 세계 기축통화인 달러를 시장에 공급하는 역할을 하는 것이 그녀의 임무이기 때문에 세계의 경제대통령이라는 별칭을 가지고 있기도 합니다.

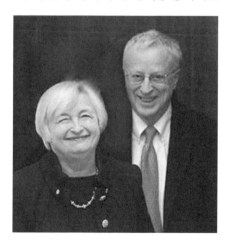

그녀의 옆에 서 있는 분은 남편인 조지 애컬로프(George A. Akerlof, 1940~) 버클리대 경영대학원 교수입니다. 노벨경제학상을 이미 수상한 경제학자인 애컬로프 교수는 '레몬시장 이론'으로 유명하며, '정보의 경제학'이라는 부문을 창시

하였다는 명성을 얻고 있습니다.

주류 경제학이론에는 양대 학파라는 것이 있습니다. 우선 1980년대부터 신자유주의 경제사상을 이끈 보수적인 경제학자들의 모임인 신고전학파 경제학자들이 있습니다. 이들은 시장의 기능이 흠 없이 완전한 것이라고 가정하고 정부에 의한 시장의 간섭과 조세(租稅), 규제 등을 최소화하고, 만일 거시경제분야에 정부가 관여 할 것이 있으면, 시장이 예측 가능한 수준으로 준칙주의를 실천할 것을 주장합니다. 반면에 신케인즈학파 경제학자들은 시장의 가격 탄력성이 완전하지 않을 수도 있고, 시장이 자원배분의 효율성을 달성하지 못하는 '시장의 실패'를 일으킬 수도 있다고 주장하면서 정부의 시장에 대한 간섭을 옹호하는 경제이론을 많이 발표하고 있습니다.

고전학파 경제학의 경핵(硬核, hardcore)이라고 할 수 있는 합리적 행동가설과 방법론적 개인주의를 채택하는 신고전학파와 신케인즈학파의 경제학은 현재 주류경제학 (mainstream economics)을 이루고 있는 양대 산맥을 형성하고 있습니다. 현재 학계에 절대다수를 신고전학파 경제학자들이 차지하고 있으나, 2008년 금융위기 이후 경제학계에서는 규제를 철폐하는 것에 대하여 회의적이거나 반성하는 분위기가 많이 나오는 편입니다. 오늘 설명드릴 정보의 경제학 역시 시장의 기능이 왜 완전하지 않은가에 대한 설명이므로 신케인즈학파 경제학에 해당한다고 할 수 있습니다.

2) 완전경쟁시장과 탐색재, 경험재, 역선발이론

신케인즈학파의 경제학자들 역시 '완전경쟁시장'이 자원배분에 있어서 가장 효율적시장이라 고 간주하고 있습니다. 가격이 완전한 경쟁에 의하여 결정되는 완전경쟁시장이란 네 가지 전제가 필요한데, 수요자가 공급자가 다수여서 양측이 모두 가격 수용자일 것, 시장의 진입과 퇴출이 자유로울 것, 각자가 완전한 시장과 상품에 대한 정보를 가지고 있을 것, 동일한 제품은 동일한 가격일 것을 의미하는데, 길거리에 다닌 자동차나 가전제품의 브랜드가 한 두 회사에서 생산된 것 밖에 없는 우리나라의 현실에는 얼핏 생각해 보아도 현실에서는 존재하지 않고 추상적인 개념이라고 밖에 생각이 안 드실 것입니다.

다만, 인터넷온라인 시장을 생각해보시면 완전경쟁시장과 유사한 형태를 띠고 있다는 것을 떠올릴 수 있습니다. 실제로도 인터넷 시장이 완전경쟁시장과 비슷한 효율성을 가지고 있어서 다른 유통경로에 비하여 점점 커지는 경향이 있습니다.

경제학계에서는 현실에서 시장의 기능이 왜 이론처럼 완전하게 작동하지 않은가에 대하여 여러 가지 이론들이 발표되고 있습니다. 이 가운데 1970년 필립 넬슨(Phillip Nelson)은 생산물의 품질의 측정과 정보의 비대칭 때문에 시장이 제대로 작동하지 않는 문제에 대하여 관심을 불러일으키는 기념비적 논문을 발표하게 되는데, '정보와 소비자의 행동(Information and Consumer Behavior)'입니다. 넬슨은 구매 전에 그 것의 품질을 적은 비용으로 쉽게 확인해 볼 수 있는 재화를 탐색재(Search goods)라고 하고, 일정기간 사용해봐야 그 품질을 정확히 알 수 있는 것들은 경험재(experience goods)로 나누었습니다. 넬슨은 상품의 품질 측정에 대한 정보의 차이가 산업구조에 영향을 미친다는 점을 지적하는데, 경험재를 파는 산업이 더욱 독점적인 경향이 강하며, 탐색재를 파는 상점들은 군집을 이루는 경향이 많다고 하였습니다. 현재 약사를 비롯한 보건의료업종이 속해 있는 곳은 경험재시장이라고 할 수 있습니다.

반면에 가구단지라든가 아웃렛에 가보면 의류상점들이 한꺼번에 모여 있는데, 이는 소비자들로 하여금 탐색재들의 품질 측정을 용이하게 하기 때문에 입지적으로 비교우위가 있다고 할 수 있습니다. 저의 학창시절이었던 1990년대에는 일반의약품의 상업 광고에 의하여 소비자들의 의약품 에 대한 정보 습득이 매우 용이한 편이었고 서울의 종로 등에는 대형약국들이 운집하여 거대한 상권을 형성합니다. 소비자들은 대중교통을 이용하여 종로에 가면 가격 비교 등 탐색 비용을 절약할 수 있기 때문에 당시 대형약국들은 소비자들의 많은 선택을 받았었습니다. 이후 탐색비용에 대한 소비자들의 행동은 실제 상거래에도 많이 반영되어 온라인 시장의 경우는 가격비교를 전면에 내세우는 대중광고를 하기도 합니다.

품질측정에 관한 시원적인 연구로 앞에서 언급한 애컬로프의 1970년 논문 '레몬시장: 품질, 불확실성, 시장기구(Market for Lemons: Quality, Uncertainty and Market mechanism)라는 중요한 논문이 있습니다. 경제기사에 이따금 보이는 시사용어로서 레몬시장을 설명하는 데에는 흔히 중고차시장이 많이 인용됩니다. 중고차는 사는 사람

성분명 처방, 단골약국의 '방어쇠'

보다는 파는 사람만이 차에 대하여 중요한 정보를 가지고 있습니다. 중고차를 구입하고자 하는 사람은 일정기간 그 차를 운전하여 보지 않고는 완전히 그 상품의 품질을 알기가 어렵습니다. 그렇기 때문에, 까다로운 소비자는 손해를 보지 않을 수 있지만 양질의 소비자는 판매자의 은폐된 지식 (hidden Knowledge)에 의하여 상대적으로 손해를 보게 됩니다.

판매자의 입장에서도 마찬가지입니다. 나쁜 자동차를 비싼 가격으로 많이 파는 업자가 더욱 많은 자본을 축적할 수가 있어서 선량 하게 좋은 중고차를 취급하는 업자는 점차적으로 시장에서 퇴출되는 현상을 볼 수 있습니다. 양질의 소비자와 공급자가 시장에서 점점 퇴출 되면 종국에는 중고차 시장에는 나쁜 중고차들로 넘쳐나게 되고 시장은 점차 축소되고 만다는 것을 애컬로프는 수학적 그래프를 이용하여 증명하였습니다. 애컬로프가 지적한 레몬시장 은 겉모양으로 봐서는 품질을 잘 알기 어려운 과일인 레몬의 예를 든 것으로 보이며, 우리나라의 속담 빛 좋은 개살구에 빗대어 '개살구시장' 으로 번역한 서적도 있습니다.

레몬시장의 은폐된 지식은 '역선발(adverse selection)' 이라는 경제적 유인 문제를 야기합니다. 따라서 양질의 거래자가 오히려 불리한 대우를 받는 것이 역선발입니다. 품질의 측정비용이 매우 높아서 무엇이 상등품인지 무엇이 하등품인지 구분이 가지 않으면 소비자 입장에서는 상등품과 하등품의 시장이 하등품쪽으로 하나로 통합됩니다. 애컬로프는 이 논문으로 현대적인 정보의 경제학의 발판을 마련한 것으로 평가 받고 있으며, 정보가 부족하면 시장 기구가 제대로 작동하지 않아 효율적인 자원의 배분이 이루어지지 않기 때문에 '시장실패'로 이어질수 있다는 사실을 최초로 지적한 인물이 되었습니다. 애컬로프는 2001년 스펜스(A. Michael Spence) · 스티글리츠(Joseph E. Stiglitz)와 함께 정보의 경제학 발전에 이바지한 공로로 노벨경제학상을 받았습니다. 시장에서 상품에 정보의 비대칭성 때문에 생기는 역선발의 문제는 이후 크게 반향을 일으켜서 여러모로 경제정책에 반영되었습니다.

경제학 교과서에 나오는 용어로 설명해서 그렇지 지금은 매우 상식적인 것이어서 만일 우리가 분식집에서 라면과 함께 먹는 김치가 원산지 정보를 명확히 밝히지 않는다면 쏟아져 들어오는 중국산 김치는 요식업체의 반찬시장에서 레몬시장을 형성할 가능성이 있습니다. 식당에서 사용되는 김치의 원산지가 국산인지 중국산인지의 정보를 밝히지 않으면 점차로 식당의 김치는 전체가 중국산으로 시장에서 간주되고, 식당에서 반찬으로서의 김치시장은 위축되고 말 것입니다.

수입되는 쇠고기도 그렇습니다. 만일 당국에서 소고기의 원산지를 투명하게 공개하는 제도를 실시하지 않는다면, 식당의 소고기는 가장 낮은 등급의 수입소고기 시장으로 하락하고 외식의 대상으로 소고기는 일식과 참치 등의 경쟁에서 밀리게 되어 있습니다.

3) 정보의 경제학과 보건의료재화
그러면 우리가 약국에서 주로 다룬다고 할 수 있는 보건의료재화에

성분명 처방, 단골약국의 '방아쇠'

서의 정보의 경제학은 어떠한 시사점을 가지고 있을까요. 여러 가지 상품재화와 서비스재화가 있지만 보건의료재화는 정보의 비대칭에 의한 시장의 실패가 생기기 쉬운 부문으로 분류되고 있습니다. 경제학계에서도 보건의료재화의 자원 배분 원리를 주로 연구하는 보건경제학은 노동경제학과 함께 진보적인 학자들이 가장 많이 분포하고 있습니다. 실제로도 보건의료재화는 시장의 기능이 비교적 시장의 기능이 크다고 할 수 있는 미국을 제외하고는 세계가 국가가 나서서 간섭하는 재화입니다.

2000년 의약분업이 실시되기 전의 우리나라 약국을 보면, 애컬로프가 지적한 타락한 레몬시장 그 자체였다고 해도 과언이 아니었습니다. 당시에는 상업적으로 성공한 대형 약국들은 소비자로 하여금 탐색재의 가격은 값싸게 책정하여 저렴한 가격으로 유인한 다음 소비자와 정보의 비대칭성이 큰 상품들을 고객을 상대로 비싼 가격에 마음대로 팔 수 있었습니다.

그 결과 당시 의약품의 유통시장은 일부 상업화된 대형약국이 유통기능의 대부분을 차지하고, 양질의 약국은 상대적으로 쇠락할 수밖에 없는 분위기였습니다. 애컬로프가 예를 든 중고차 시장과 별 차이가 없는 시장 상황이었고 이러한 역선발 현상을 당시 약국에서 많이 볼 수 있었던 것입니다. 의약분업이 실시된 현재에도 이러한 관행은 완전히 없어지지 않고 있는데, 필자가 근무하는 약국 역시 스트레스의 대부분을 상품의 가격정보를 탐색하는 소비자들과의 마찰에서 겪고 있다는 점은 큰 아쉬움이며 약사 인적 자원의 큰 낭비라고 생각합니다. 약사사회에서는 상업적으로 크게 성공한 약국들이 약사의 사회적 사명이라든가 좋은 서비스와 같은 약국의 핵심가치로 평가 받는 약국이 거의 없는 것 역시 중고차 시장과 다름이 없고, 이른바 '맛집'으로 유명한 식당만큼의 칭송을 받는 곳이 거의 없는 것은 우리가 반성해야할 점입니다.

몇 년 전에 건강보험공단의 약국에 대한 청구불일치 소명기회는 약국에는 상당한 혼란을 주었으나 정보의 경제학 측면에서는 의미가 있는 사건입니다. 약국에 대하여 의약품의 사입과 청구가 불일치하는 내용을 미리 공개하는 것은 허위 청구를 하는 나쁜 약국들에 의하여 약국에 레몬 시장을 형성되는 것을 막는 측면이 있습니다.

의료계 역시 당시 보건당국의 규제가 국제적 기준으로 보면 비교적 적은 상황이다 보니 시장의 사정이 별반 나을 것이 없었습니다. 그러던 중 2000년 의약분업이 시작되어 병의원과 약국 사이에 사용되는 의약품의 정보가 일부 공개되기 시작되었고 현재의 의료재화시장을 형성하게 되었다고 할 수 있습니다. 그 이후도 의료시장에 대한 레몬 시장적 견해에 입각한 정부의 시장 접근방식은 계속되었다고 할 수 있습니다. 심평원 사이트에 병의원의 항생제와 스테로이드약물의 처방 비율을 공개하여 소비자들의 병원 선택에 도움을 주고 항생제와 스테로이드의 처방을 감소시키려고 하는 것은 좋은 예가 될 수 있습니다.

의약품을 상품명으로 처방하는 것은 진료하는 의료인에게는 의약품 선택의 자유를 부여한다고 할 수 있으나, 의약품 사용에 대한 리베이트가 현존하는 경우에는 정보의 경제학이 지적하는 역선발의 문제가 발생할 수 있습니다. 환자에게 필요한 의약품만을 적절하게 처방하는 의료인에 비하여 과도하게 많은 의약품을 처방하는 의료인에게 리베이트라는 경제적 유인이 존재하기 때문에 리베이트를 받지 않고 적절하게 의약품을 처방하는 의료인이 더 손해를 보게 되는 것입니다.

경제학자들로 이루어진 관료들은 아마도 이러한 도덕적 해이와 역선발의 문제가 리베이트 때문에 존재한다고 볼 것이기 때문에 법률이 허락하는 한 불법적인 리베이트에 대한 의료인의 접근 비용을 계속 높일 가능성이 있습니다. 따라서 의료계는 성분명 처방에 부정적인 입장을 현재까지는 보이고 있으나, 의료계에 리베이트를 받지 않는 양질의 의료인도 많이 있을 것이므로, 양질의 의료인을 보호하기 위한 방법에는 무엇이 있는가 전향적으로 논의를 시작해야 되지 않는가 생각합니다.

의약분업 전의 소비자들에게 일부 배척 받던 약국 모습을 한의계는 계속 이어가고 있는 것이 아닌가 하는 생각이 듭니다. 한의원에서 제공하는 서비스 가운데 침술과 물리치료 부분은 탐색이 매우 쉬운 상품입니다. 그러나, 만성질환자에게 판매하는 한약제제는 가격에 비하여 그 품질을 측정하는 데에 비용이 많이 들고 그 성분에 대한 정확한 정보를 소비자가 얻기 매우 어렵습니다. 반면에 한약제제의 대체재들인 서양의학, 건강기능식품, 일반의약품은 상대적으로 가격과 품질의 측정이 용이하고, 인터넷 등에 사용후기 등으로 정보가 많이 공개되어 있어서 소비자들 사이에서 수학적인 신뢰도 구축 측면에서 우월한 입장에 있다고 할 수 있습니다.

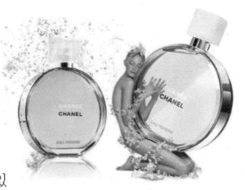

4) 역선발 문제의 대처 방법

역선발 문제에 대처하는 방법은 위에서 언급하였듯이 정부가 시장에 적극적으로 개입하는 방법도 있겠지만, 시장에서 자발적으로 생겨나는 방법으로 두 가지를 들고 있습니다. 우선, 고 가품이나 사치품 등 품질측정이 상대적으로 어려운 것들에 대하여, 소비자들은 프리미엄을 지불하고 공급자는 품질을 보증하는 기업특수자본형태의 담보(hostage)를 제공하는 묵시적 계약의 형태가 존재합니다. 여기서 담보란 계약을 이행할 때에만 그것의 가치를 온전히 회수할 수 있고, 그렇지 않을 경우에는 가치를 상실하는 자산입니다. 경제학 용어로 어렵게 이야기해서 그렇지 사치품에 해당하는 고급 시계, 화장품, 향수, 의류, 고급 자동차 등은 판매가격에서 상당한 부분을 품질을 강조하는 데에 광고비로 사용한 다는 뜻입니다.

소비자는 이렇게 광고에 많이 투자한 상품이 열등한 제품이 없을 것이라고 생각하게 됩니다. 생산자는 비용의 상당부분을 브랜드 관리에 사용하므로 브랜드의 가치를 유지하기 위하여 품질유지에 신경을 써야 합니다. 품질을 속이면 브랜드명 자본가치가 손상될 수 있으므로 브랜드명 자본은 품질에 대한 '담보(hostage)'가 됩니다. 두 번째로 구입 후에 소비자가 품질의 측정이 비교적 용이한 가전제품이라든가 자동차 같은 것은 일정기간품질보증(warranty)을 실시합니다. 소비자가 제품의 사용을 통해 품질을 측정함으로써 품질측정비용을 절감할 수 있는 경우에 사용되는 시장관행이 품질보증입니다. 우리나라 현대자동차와 기아자동차는 유럽 자동차 시장에서는 브랜드명에 대한 자본투자가 아직 완전하지 않은 상황이기 때문에 높은 수준의 품질보증기간을 제공하고 있습니다.

애컬로프교수가 마련한 정보의 경제학은 약국의 유통 기능에도 시사하는 바가 매우 큽니다. 우선 약사가 독점 구조를 가지고 있는 원외처방전의 조제 서비스를 제외한 보건의료재화의 유통시장에서 약국은 천천히 경쟁력을 잃고 있는 듯 보입니다. 약국이 처방조제분야에 수익성이 비교적 양호하다 보니 이에만 치중한 결과도 있겠고, 경영학적으로 다양한 경쟁전략으로 무장한 다른 유통분야에 비하여 세월이 가도 혁신이 없는 약국이 점차로 "진부화"되는 경향도 있겠습니다. 소비자의 구매행태가 정보의 경제학 분야에서 약국이 취약하지 않는가 하는 점을 고려해보아야 하겠습니다.

경쟁 유통업체들은 소비자에게 직접 다양한 제품에 대한 정보의 탐색의 기회를 주고 약사와 약국에 못지않게 브랜드에 투자하여 소비자에게 다가가고 있습니다. 소비자의 선택의 자유를 크게 보장하는 현재 신자유주의시장에서는 약사에게만 정보를 의지하여 약사에게 가장 유리한 제품을 판매하게 하는 과거와 같은 레몬시장은 입지가 점점 줄어 들고 있는 것입니다. 여기서 약국이 공급자 자신의 이익을 위한 '레몬시장의 성격을 가지고 있기 때문에 시장이 위축되고 있다'는 것에 대하여 일부 약사님들이 반감을 가지실 수 있겠습니다. 저희가 고교 수학시간에 배운 명제에 대한 이론 가운데 대우명제라는 것이 있습니다. 이를 대우 명제로 바꾸어보면, '약국이 시장기능이 확대되고 있다면, 약국은 레몬시장의 성격이 없다' 가 됩니다. 두 가지 명제는 동치가 되어야 하므로 여러분들이 생각하기에 참인 명제이겠습니까? 아니면 거짓이겠습니까.

약사님들은 이미 높은 수준의 대학교육을 통하여 약사면허를 취득하여 약에 관한 전문가라는 브랜드, 즉 담보를 투입한 상태라고 할 수 있습니다. 그러므로, 일부 약국들이 소비자들과의 정보의 비대칭성을 이용하여 약사가 아닌 사람을 약사인 것처럼 고용하는 상태는 그 담보물에 대한 가치의 훼손이라고 간주됩니다. 이러한 점을 감안하고 약사회는 회무를 향후에 추진할 것입니다. 약사회의 핵심기능은 회원들의 권익과 재산을 지키는 것이기 때문입니다. 약사사회의 외부에서 의약품과 의료의 소비자를 대변한다고 할 수 있는 정부는 이러한 문제에 대하여, 약국의 조제실을 가급적 개방할 것, 약국의 근무하는 약사의 인적사항을 약국의 정면에 게시할 것과 같은 정책을 약사사회에 주문하고 있는 상태입니다. 약사사회에서 보면 약사의 고용에 있어서 약사면허증이 없는 전문 카운터등의 일반직원은 약사의 노동시장에서 레몬시장을 형성할 가능성이 있습니다. 그러므로, 장기적으로 이를 보완하기 위한 차등수가제의 강화와 약국의 근무자의 공개 등은 약사의 전체적인 권익의 크기에 대하여 유리하게 작용할 가능성이 큽니다. 애컬로프가 레몬시장이론에 대한 논문을 발표한 이후 소비자들의 품질 측정에 탐색비용을 줄이고 저질 상품만으로 시장이 축소되는 부분을 방지하는 정책을 정부가 실시하는 것은 보편적으로 받아들여지고 있습니다.

저는 경기도약사회지의 기고를 통하여 약국이 지속적인 혁신을 일으켜야 경제적 외적 성장을 이룰 수 있다고 강조한 바 있는데, 약국이 유통분야에서 혁신을 일으키려면, 소비자와 사이에 탐색비용을 줄이고, 우리가 시장에 전문지식과 우수한 상품의 믿을 수 있는 공급처라는 신뢰의 담보(hostage)를 형성해야만 소기의 목표를 달성할 수 있다고 생각합니다. 애컬로프교수의 시장이론은 약국을 개설하여 운영하고 계신 약사님들이나 개업을 준비하시는 약사님, 그리고 약사사회의 제도적 정책에 영향을 미칠 수 있는 위치의 약사회 임원들 모두에게 한 번 생각해 보실 것을 권합니다.

성분명 처방의 필요성 및
고령시대 미래약사의 역할

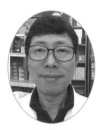

박종구
(금천구약사회부회장)

▶ 약료.의료의 권리는 국민에게서 나온다

2000년 의약분업 이후 줄기차게 외쳐왔던 성분명 처방은 과연 실현될 수 있는 제도인가?

대한약사회장 선거 때마다 단골 메뉴로 성분명 처방 실시를 들고 나온 지 20년이 되어가도 아직도 답보 상태이다. 약사들만의 합의로 가능하다면 벌써 정착이 되었겠지만 의사단체는 여러 가지 이유를 들어 상품명 처방을 고집하고 있다. 약의 주도권을 누가 갖느냐로 귀결되고 있지만 권리는 의사도 약사도 아닌 의료 약료 소비자인 환자에게 가야 할 것이다.

▶ 상품명처방만이 심리적 안정감을 주는 시대

상품명 처방의 폐해는 여러 가지가 있지만 우선 상품명 처방을 받게
되면 환자는 그제품명이 아니면 안 된다는 생각에 약국에서 그 회사
약은 없고 동일성분의 다른 회사약이 있다고 해도 그냥 나가는 경우
가 많고 여러 군데 약국을 다녀보다가 결국엔 병원근처로 가게 되는
불편한 일이 벌어지기도 한다. 동일 성분 조제를 하더라도 의사가 지
정한 회사가 아닌데 괜찮을까? 하는 심리적 불편함은 여전히 남는다.

약물의 오남용을 부추기는 측면이 있다. 제약회사의 마케팅으로 약
물을 과다 처방하게 되어 복용하다 남은 약을 버리는 경우가 많고 처
방전마다 거의 기본으로 처방되는 위장약도 불필요한 경우도 많다.
어떤 성분의 약을 처방할까 보다는 동일성분의 약을 어느 회사 제품
으로 처방할까에 더 치중하게 되는 이유이다. 여기에는 경제적 이윤
추구의 동기도 작용할 것이다.

▶ 상품명처방은 과다처방이 불가피하다

성분명 처방을 하게 되면 의사와 약사의 전문성이 더 강화되고 단골
약국에서의 조제가 수월해지고 원활한 상담이 가능하며 동네약국의
활성화에도 기여할 것이다. 이윤의 동기가 사라지므로 과다처방도 줄
어들 것이고 꼭 필요한 약물만 처방을 하게 될 것이며 오리지날 제품

보다는 낮은 가격의 고품질 제네릭 제품을 많이 사용하게 되어 약제비도 절감 되고 국내 제약산업 발전에도 큰 영향을 줄 것이다. 환자 또한 자신의 질병치료에 있어서 약물 선택에 참여하는 부분이 있으므로 능동적인 복약 순응도 향상과 함께 질병치료에도 긍정적으로 작용할 것이다.

▶ 성분명처방 설득대상은 고령화시대 국민과 정부

성분명 처방은 세계적으로 많이 실시하고 있고 점점 늘어나는 추세에 있다. 외국 사례를 보면 프랑스에서는 성분명 처방을 법제화하여 시행하고 있고, 유럽, 미국, 일본 등도 약제비 절감을 위해 제네릭 사용을 적극 권장하고 있어 성분명 처방 시행은 정부의 정책 집행의지에 달려 있다고 해도 과언이 아니다.

의사, 약사, 제약회사, 정부는 각각 본연의 임무가 무엇인지 다시 한번 돌아 봐야 할 것이다. 의사는 환자의 질병 치료에 최선을 다하여 질병에 맞는 성분을 처방하면 되고, 약사는 환자에게 상세한 약물 정보와 보다 저렴한 약제비와 질 좋은 약료서비스를 제공하면 되고, 환자는 본인의 상황에 맞추어 의약품을 선택할 수 있을 것이다.

제약회사는 의사가 약효를 믿고 처방할 수 있는 고품질의 의약품을 생산하면 되고, 정부는 성분명 처방이 잘 될 수 있도록 정책을 만들고 인센티브도 고려하고 불법리베이트를 원천적으로 차단할 방번을 모색하여 각 주체들 간의 신뢰와 협력을 구축하여 적극적으로 추진해야 할 것이다.

▶ 종합건강상담자 약사의 요체는 성분명처방

고령화시대에 이미 진입하여 만성질환자 증가에 따른 약의 소비가 급증하고 있고, 초고령화 시대가 다가오고 있기에 약사에 대한 사회적 요구와 역할 분담은 점점 커질 것이다. 조제약 구비하고 조제에만 주력하는 약사의 모습이 진정한 약사의 모습은 아닐 것이다. 성분명처방의 실현으로 상담을 통해 환자와 함께 약을 선택하고, 다양한 질환의 정보 제공과 복약 상담, 생활습관 조정, 식이요법 조정, 운동요법 제안, 금연지지, 정서적지지 상담 등 종합건강상담자로서의 면모를 갖추기 위해 약사의 역량을 확대 강화해 나가야 할 것이다.

상품명처방, '금과옥조' 아니다

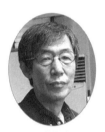

박정완
(미래약국 약사)

▶ 길어지는 가난한 노인의 삶 외면해선 안돼

성분명처방은 약사사회의 큰 소망이다. 그러나 20년 가까운 세월에도 진전이 없다. 열쇠를 쥔 사람은 바로 대한민국 정부다. 이러한 현실에서 현정부의 의료정책 기조인 '문재인케어'는 성분명처방의 좋은 징조를 낳고 있다. 주어진 건강보험 예산에서 금액을 사용할 수 밖에 없는 것은 대세가 되고 있다. 옥고를 주신 박정완 약사는 약국에서 써본 약이야기 시리즈로 유명한 분이다. 박약사는 한 매체와 인터뷰에서 '성분명이 처방이 되어야할 이유'라는 제목으로 책 제목을 고민하셨다는 이야기는 본 기고문의 섭외이유가 되었다. 이해관계가 있는 상품명처방, 성분명처방에서 간과하지 말아야 할 것은 약사직능의 균형문제가 안타깝다. 의약분업 이라고 하지만 사실은 제대로된 의약분업은 아직도 요원하기만 하다. 또 성분명처방으로 불용약해소에 도움이 되고, 100세 한국인들이 약을 덜 먹는 문화에 기여한다는 점이다. 통일보다 무서운 것이 생각보다 오래살며 약을 오래 먹어야 하는 거대한 '파도'는 이미 온 듯한데....의사약사의 의약분업 모습은 아직도 1998년에 머물러 있다. 박약사는 정부의 국가치매제를 사례로 성분명처방의 당위를 재미있고 유익하게 제안해 주셨다. 일상은 당연함의 연속이지만 미디어가 하는 일이 '옳음'의 지향이다. 성분명처방은 결국 정부의 몫이지만 국민이 제대로 이해하면 공감대는 매우 크다. 옥고를 주신 박정완 약사께 감사드린다. 〈편집자주〉

▶소시민 옆에는 늘 약국이 있었습니다

저는 많은 시간을 약국을 통해 세상을 보아 왔습니다. 10.26의 정변도 약국에서 들었고 고향 땅 5.18도 문재인 정부의 탄생도 약국에서 보는 하나의 변화였습니다. 아는 게 약국뿐이라서 속된 말로 네가 무엇을 아느냐고 하실지 모르지만 약국에서 오고 가는 대화에는 노련한 정치인의 거짓말도 보이고 가치없는 제도에 대한 불평도 있습니다. 이른바 민초들의 의견이 쉽게 노출되는 장소입니다. 상품명 처방과 처방전 리필 제도는 약국을 통해 들려오는 우리들의 이웃 민초들의 이야기입니다. 일반명(성분명) 처방 제도는 약국을 통해 들려오는 우리들의 이웃 민초들이 바라고 있는 이야기입니다.

지극히 상식적이고 보편적인 이야기로 시작 해봅니다.

▶좋은 정부는 좋은 제도를 만듭니다

현대 의학에서 치매에 관한 약물 선택의 보편적 상식은 이렇습니다.

인지 기능과 가장 관련이 깊은 신경전달 물질이 acetylcholine입니다.

그러나 acetylcholine을 증가 시키는 약물들은 치매 치료에 기대하는 수준 못 미치는 치료 약물 이란게 대부분의 의견입니다. 새로운 개념의 약물이 나온다면 이런 약물은 곧바로 퇴출 하게 될 것입니다. 그러나 요원합니다.

지난 20여 년간 뇌에서 생성되는 베타 아밀로이드라는 독성 단백질이 뇌세포를 파괴하며 기억력 감퇴 및 치매로 이어진다는 베타 아밀로이드 가설도 최근에는 무너지고 있습니다.

결론적으로 현재는 치매의 원인도, 치료 약물도 확실한 것은 없습니다.

그럼에도 신종(?) 치매 예방 약물이라면서 2017년 대한민국 처방전에 등장 하기 시작 합니다. 글리아티린(gliatiline)입니다.

글리아티린(gliatiline)은 choline alfoscerate, 혹은 L-Alpha glycerylphosphorylcholine (alpha-GPC)와 동의어입니다. 식약처로부터 뇌혈관 결손에 의한 2차 증상 또는 퇴행성 뇌기질성 정신증후군,

감정 및 행동변화, 노인성 가성우울증에 쓰도록 허가받은 상태입니다. 어디에도 치매를 예방 한다는 문구는 없습니다만 허가외 용도로 치매를 예방을 위해 처방 되고 있습니다.

시민 단체인 건강사회를 위한 약사회는 글리아티린은 원개발국인 이탈리아와 폴란드 · 러시아 · 아르헨티나 등에서만 의약품으로 쓰이고 있으며, 미국에서는 의약품으로 허가도 받지 못해 건강보조 식품으로만 판매되고 있는데 어떤 근거로 국내 글리아티린을 허가했는지 공개하고 허가사항에 적힌 효능을 입증할 정도의 임상시험 자료가 있는지도 밝힐 것을 식약처에 요구 했었고 보건복지부에도 글리아티린의 급여 기준, 사용량, 처방에 필요한 명확한 진단 기준 등을 알릴 것을 요구한 상태입니다.

대부분 치매 예방 약물이라면서 처방되고 있는 글리아티린의 국내 매출은 가히 수준급 입니다. 처방권자인 2층 원장님들의 눈부신 활약에 힘입어 2017년에는 2000억원 돌파도 가능할 것으로 본다고 업계에서는 말하고 있습니다. 참여하는 제약사 수도 100여개입니다. 더 늘어날 추세입니다. 몇 년 후면 년간 1조원 달성도 쉬워 보입니다.

이런 현상이 유독 대한민국에서만 일어나는 이유는 무엇일까요?

미국 의사는 치매 예방 원리를 모르고 국내 의사는 치매 원리를 알고 있는 차이 일까요?

미국은 치매가 없는 국가 인가? 아닙니다.

미국도 치매를 2008년 글로벌 금융위기를 초래한 서브프라임 모기지 사태보다 심각한 사회적 문제로 보고 있습니다. 그래도 글리아티린을 예방약으로 처방 하지 않습니다.

대한민국 2층 원장님들의 탁월한 식견처럼 치매가 예방 된다면 치매의 공포가 없어지는 세계 유일의 국가가 될 수 있습니다. 그러하지 않는다면 고액의 국민건강 보험금이 못된 인간들의 배만 부르게 하게 되는 처지가 될 수도 있습니다. 그러나 결과는 불 보듯 뻔합니다. 년간 몇천억이 아무런 결과물없이 하늘로 사라지게 됩니다.

이런 결과가 나온 배경에는 처방전 표기 서식을 상품명으로 하고 있기 때문입니다.

처방전에 글라이티린이라는 일반명(성분명)으로 처방을 적은 경우에는 어느 누구도 처방권자에게 사례를 하지 않습니다. 누가 누구에게 무슨 사례를 하겠습니까?. 일반명(성분명)으로 처방한 경우에는 처방권자는 소신껏 꼭 필요한 약물만 처방하게 됩니다.

의사에게 꼭 필요한 약물만을 처방하는 제도를 만드는 것은 정부의 몫입니다.

곳간에 자물쇠도 채우지 않고 도둑질하는 사람만 탓하는 제도는 옳은 제도가 아닙니다.

옳은 제도를 만드는 것은 정부의 몫입니다. 좋은 정부는 좋은 제도를 만듭니다.

문재인 정부는 좋은 제도를 만든다는 믿음이 있습니다.

인간의 존엄성을 심각하게 훼손하는 질병이 치매입니다. 가족에게 남겨주는 경제적 부담과 마음의 상처는 견디기 힘든 상황까지 만들어 냅니다.

초고령 사회에 진입하는 대한민국에서의 치매는 이제는 심각한 현안입니다.

지금의 의료 환경에서는 약물로는 치료 할 수 없는 질환임에는 누구도 인정하고 있습니다.

문재인 대통령이 공약으로 내세운 치매 국가 책임제는 진단과 치료, 돌봄 등을 통해 국민의 부담을 덜어주는 정책입니다. 약물 치료보다는 치매 관리를 위한 인프라를 만드는 것이 필요하다 봅니다.

▶불필요한 약물소비를 줄이는 성분명처방

치매 인프라 비용 조달은 글리아티린같은 근거없는 치매 예방 처방으로 발생하는 약제비를 투입하면 많은 부분이 충족 될 것입니다.

이런 약제비 절감은 성분명 처방 제도를 도입하면 자연스럽게 이루어 질 것입니다.

일반명(성분명)제도는 필요없는 약물의 소비를 줄이는 제도가 될 것임을 확신하기에 그러합니다. 일반명(성분명)제도가 시행 된다면 환자의 증상에 맞는 약물 선택이 정확해집니다. 이는 곧 약제비의 절감으로 이어질 것입니다.

그러나 현재의 상품명 처방 제도의 약물 선택은 처방권자의 경제적 포만감을 채워주는 도구가 되어 온 것도 사실입니다. 일반명(성분명)제도는 건강보험 공단에서 지출되는 약제비의 감소가 일어나고 이러한 비용 절감액을 치매 관리를 위한 인프라 비용으로 사용된다면 문재인 대통령께서 주장하신 치매 국가 책임제는 대 성공을 보게 될 것임을 확신 합니다.

▶상품명처방으로 건보재정이 줄고 있습니다

이렇듯 상품명 처방으로 인하여 불필요한 건강보험 공단의 재원이 낭비되는 현상은 너무 많이 우리들의 주위에 있습니다.

분업초기 4-5년 동안에는 거의 모든 처방전에 소화 효소제를 이유 없이 처방하여서 보험 재정이 위태로워지자 당국은 소화 효소제를 비보험화 시킨 사건이 있었습니다. 그렇지 않아도 흔들거리는 보험 재정을 리베이트로 흔들었습니다. 지니간 사건입니다만 지성인의 흔적은 볼 수 없는 모습 이였습니다.

소화 효소제가 비보험된지 바로 얼마후 빨간 알리벤돌, 녹색 알리벤돌이 판을 치던 시절이 있었습니다. 5년은 족히 알리벤돌의 지배시대가 되었을 겁니다. 분업 원년에는 단 한 군데 제품이 허가를 받았던 제품이 소화 효소제의 급여 퇴출로 인해 200여개 이상의 상품명을 가지고 소화 효소제의 대타로 등장하게 됩니다. 이담 소화제는 전 세계 어느 국가도 사용 실적도 없고 변변한 약물 정보도 없는 효용 제로의 약물입니다. 지구상 어느 한 국가라도 알리벤돌이라는 약물을 사용한 흔적이 없는 약물입니다. 어떠한 약물학적 상식을 가지고 이런 약물

성분명 처방, 단골약국의 '방아쇠'

을 처방전에 올려 갈수 있었을까요? 약효 제로의 알리벤돌을 놓고 못된 판을 벌렸습니다. 전 국민 알리벤돌 복용시키기 운동을 벌렸습니다. 누구도 부정하지 못합니다. 의사의 경제적 포만감을 구현하는 방법 치고는 너무도 저질 방법이고 그것을 부추기는 제약회사의 행태도 꼴 불견입니다. 반성해야 합니다. 그러나 말 한마디 사과도 없었습니다. 이런 것도 의사의 처방권인지 긴 한숨이 나옵니다.

당국의 보험 급여 퇴출 한마디로 5년 동안 당당하였던 알리벤돌도 사라지게 됩니다.

베이스로 까는 약이 있답니다. 참 별의별 약이 다 있습니다. 증상을 대처하는게 약물 일진데 증상에 관계없이 이런 저런 상황에 남녀노소 가리지 않고 모두에게 복용 시킵니다. 까는 약의 가세로 분업 초기에는 2-3가지 약물로 채워진 처방전이 5-6가지 심하면 그 이상 약물들이 처방전에 채워집니다. 불필요한 약물의 처방전 기입으로 경제적 포만감을 느끼는 상황입니다. 악화가 양화를 구축한다고 일부 양심있는 2층 원장님들도 동참하기 시작합니다.

▶ 상품명처방의 재평가, 시급합니다

목불인견(目不忍見)입니다. 상품명 처방 17년의 형태를 분석하여 불필요한 처방 약물 백서를 만들어야 합니다. 남용이 의심되는 약물은 족히 100가지 이상일겁니다. 해당되는 약제비 도 상상을 초월할 것입니다. 불필요한 처방 약물 백서를 근거로 상품명 처방의 재평가를 해야 합니다. 이는 한 단체의 이익을 위해서 해야하는 행동이 아닙니다.

모름지기 국민을 위한 제도로 가기 위함입니다.

왜 이런 제도가 탄생 되었을까요? 분업 출발시에는 성분명 처방 제도이였습니다. 약국의 입장에서 보면 일반명(성분명)처방의 좋은 제도를 강탈 당한 것입니다. 상품명 처방 제도는 2층 원장님들의 수술 집도까지 거부하면서 국민들을 협박 하면서 까지 얻어낸 결과물입니다. 힘으로만 되겠습니까? 명목이 필요 하였겠지요? 모든 약은 같지 않다는 것입니다.

항생제 OO세파클러와 ＊＊세파클러가 서로 다르다는 것입니다.

우리 약국에 있는 삼＊세파클러를 보면 제조자가 대＊제약이라고 표시 되어있습니다.

삼＊제약사에서 대＊제약에게 세파클러 제제 생산을 의뢰 한후 납품 받은 세파클러제제를 삼＊＊세파클러 라는 상품명으로 판매하고 있는 것입니다.

그럼에도 말입니다. 2층 원장님께서 삼＊세파클러를 처방하였음에도 불구하고 약국에서 대＊세파클러로 조제 하면 안된다는 사실입니다. 어처구니 없습니다.

130여 군데 이상의 제약사에서 세파클러라는 항생제를 생산 판매하고 있습니다. 이 많은 제약사들의 세파클러 제조 방법은 99.999% 동일 합니다.

먼저 원료 의약품 오퍼상을 통하여 원료 의약품을 확보합니다.

이점은 소비자 환자들이 아주 착각하는 부분입니다.

세파클러 라는 원료 의약품을 어마어마한 시설물을 통해서 직접 제조 하는 것으로 알고 있습니다. 아닙니다. 국내 제약사가 각자의 제네릭을 제제화할 원료 의약품을 제조 하지 않습니다.

대부분 제약사들은 원료 의약품 오퍼상을 통하여 구매 하고 있습니다. 원료 구매가 가능한 오퍼상은 한정 되어 있습니다. 따라서 국내 제약사들이 구입하는 세파클러는 대부분 수입선이 겹치게 되어 있습니다.

국내에 유통되는 세파클러 원료 의약품은 거의 동일한 원료라는 의미입니다.

일반인들은 엄청난 구조물을 통하여 이리저리 화학 처리 하여 항생제 세파클러(cefaclor)를 만들어 제품화 하는 줄 아시는 분도 계십니다. 허지만 그건 아닙니다. 간단하게 원료 의약품을 구매하여 제제화 합니다.

제제화 한다 함은 정제나 캡슐 형태로 만드는 작업입니다.

세파클러를 원료로 하여 제제화 하는 것은 아주 쉬운 일입니다.

부형제와 원료 의약품을 혼합하여 일정분을 1캅셀씩 충전시키는 과정입니다.

이런 과정을 거쳐 탄생 시킨 것이 대한민국에서 130여개 제품이 유통되는 **세파클러입니다.

항생제 00세파클러와 **세파클러가 어느 부분이 서로 다르다는 것입니까?

그러면 2층 원장님께서는 어떤 방법으로 세파클러를 선택할까요?

아무런 기준이 없습니다. 영업사원 방문만 기다립니다. 키 작은 직원이 사라지고 키 큰 직원이 원장님을 방문하면 세파클러가 바뀝니다. 그리고 얼마 후면 또 바뀝니다. 뭐 하나라고 콕 찍어서 쭉 가면 그래도 약국은 편하고 좋지요. 그래서 약국은 언제나 슬픔니다.

남자는 배 여자는 항구처럼 남자는 **세파클러 여자는 xx세파클러 혹은 동충하초처럼 여름엔 어쩌구 겨울엔 저쩌구 .. 이거 당하면 정말 미칩니다.

이거 무슨 장난입니까? 세상에 이런 당혹스런 제도가 어디 있습니까?

상품명이 아닌 성분명 처방은 치료 효과가 낮아지고 약화사고의 위험이 높아진다고 의원들은 주장 합니다.

또 약품 간의 동등성 안전성이 확립되어 있지 않아 시행할 수 없다는 겁니다.

김 할머니가 A의원에서 **세파클러을 처방받아 복용하다가 집 근처 B의원에 가서 xx세파클러을 처방 받아 복용하는 것은 괜찮답니다. 그러나 다른 회사의 세파클러를 2층 원장님의 진료 없이 복용하면 위험해서 대체 조제도 안되고 성분명 처방을 해서도 안된다는 겁니다.

▶ 국가가 인정하는 제네릭은 안전합니다.

이상한 논리는 또 이어집니다.

제약사가 제네릭을 판매 허가를 받기 전에 오리지날 제품과 동일한

성분명 처방, 단골약국의 '방아쇠'

효과를 나타낸다는

사실을 입증하는 시험중에 생물학적 동등성 시험이 있습니다. 생물학적 동등성 시험에

합격 하면 약효의 동등성이 확보 된다는 뜻입니다.

생물학적 동등성 시험은 AUC(Area Under the concentration-time Curve)라 하여 약물 투여 후 일정 시간까지의 혈액 중 약물 농도의 합을 본다든가, Cmax(Maximum observed plasma concentration)는 약물 투여 후 측정한 가장 높은 혈액 중 약물 농도의 값, 그리고 최고 농도에 도달한 시간(Tmax) 등으로 평가 합니다. 해당부분 전문가 아니면 설명도 어렵고 이해도 어렵습니다.

여러 요인등에 따라, AUC나 Cmax, Tmax의 값은 일정하지 않습니다. 같은 회사의 타이레놀을 가지고 생동성을 해도 100% 일치 하지 않습니다. 같은 사람이 같은 약을 먹고 생동성 시험을 해도 오전에 한 데이터와 오후에 한 데이터가 서로 다르다는 것입니다. 이론상으로는 100% 일치 해야 하는데 실제로는 100%일치 하지 않는다는 것입니다.

왜 이겠습니까? 생리적 컨디션이 개인마다 다르기 때문입니다.

50kg체중과 60kg인 경우의 데이타가 똑같지 않겠지요. 그래서 데이타를 작성 추출 하기위해 생동성 시험시에는 비슷한 체중을 선택 합니다만...실제 임상에서는 체중 조건은 더 다양하지요. 다양한 체중 조건등 각자의 신체 조건등을 감안하여 생동성의 인정 한계를 오리지널의 80~125% 범위에 있으면 동등한 것으로 판단하고 있습니다. 재삼 강조 합니다만 약효의 효능을 80~125% 범위로 인정하는 것이 아

닙니다.

쉽게 표현해 봅니다. 최고 농도에 도달한 시간(Tmax)이 200분이라고 한다면 80~125% 범위인 160분에서 250분 사이에 최고 혈중 농도를 나타내면 동등하다고 본다는 것입니다.

체중, 위장상태, 체질 등을 고려 한다면 이해가 가는 부분입니다.

사람에 따라 최고 혈중 농도가 나타나는 시간이 다르지 않겠습니까?

이런 차이가 약효의 차이일까요? 단지 시간의 차이 지요?

만약 400분후에 최고 혈중 농도가 나타난다면 생동성이 같다고는 말할 수 없겠지요.

그런데 말입니다.

의사협회는 80~125% 범위를 이상 하게 조작하여 가짜 뉴스를 만들어 퍼트립니다.

의사협회의 발언을 그대로 옮겨 봅니다.

"만약 환자 A씨가 성분명만 적힌 처방전을 들고 약국에서 약을 짓는다고 치자, 같은 성분이라고 하더라도 약국에서 가지고 있는 복제약(제네릭)은 80~125%까지 효능 차이가 있다며 성분은 같아도 환자가 방문한 약국이 어떤 제약사의 약을 가지고 있느냐에 따라 환자는 다른 약을 먹게 된다고 지적했다 "라면서 복제약(제네릭)은 80~125%의 범위가 약효의 범위인양 오도하고 있습니다.

80~125%의 범위는 약효를 인정 하는 구간이 아닙니다.

생각 해보십시오.

아무리 미개발 국가라도 80~125%까지 효능 차이가 나도록 제품을 생산하는 국가가 이 지구상에 있을까요? 이러한 발언은 우리나라의 제약업의 수준을 비하 시키는 발언이며 식약처의 품질관리 행정을 모독하는 행위입니다.

의사 협회의 말대로 80~125%까지 효능 차이가 난다면 이건 정말 심각한 일입니다. 최악의 가짜뉴스입니다. 이런 거짓을 지성인 단체가 할 수 있는 말 입니까? 창피 합니다. 이런 사실을 믿는 사람도 있나 봅니다.

생동성시험에서 인정하는 80~125% 범위 구간을 제네릭의 약효의 효능을 80~125%까지 허용 해주는 것처럼 거짓 인용하는 처사는 지성인의 행동이 아닙니다.

제네릭의 약효의 효능을 80~125%로 널뛰기 약효를 만들어내는 제제 기술을 가지고 해외에 수출하고 있는 대한민국 입니까?

▶20년 논의 성분명처방, 이제는 바꾸자

이런 거짓 뉴스까지 만들어 대는 것을 보면 이제 우리는 상처(상품명 처방)를 꼬메야 한다는 생각을 다져봅니다.

성분명처방 논의 20년 입니다. 긴 시간입니다.

길게 이어온 상품명 처방을 재평가하는 백서를 만들어 국민에게 공개 합시다.

이글이 단초가 되었으면 합니다

"약효만 같다면 괜찮을 것 같아요"

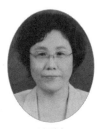

안혜숙
(마포구 약사회)

▶ OO약국 조제실 현황

OO 약국은 봉직의사 3명이 근무하는 내과 인근 약국인데 조제실에 있는 약의 종류가 약 1000여종에 이른다.

이중 상당수는 동일성분의 약인데 위장약 이토프라이드 제제는 7개 제약사의 제품이 구비되어 있고 모사프라이드가 6개 제약사 , 혈압약 암로디핀 베실산염5개,당뇨약 글리메피리드 2밀리 12개 종류나 있다.

이밖에 아토르바스타틴,로수바스타틴등 고지혈약,PPI약,전립선약 등 5년간의 특허가 끝난뒤 쏟아져 나오는 제네릭 약물로 인해 조제실에 새로운 약물이 계속 들어오는 형편이다.

실제로 3명의 의사가 각기 다른 약을 처방하기도 하고 같은 의사가 제약사가 다른 약을 처방하기도 한다.

▶ 약국환자와의 대화

"안녕하세요? 약사님~

지방에 사시는 어머니가 오늘 저희집에 오셨는데 병원에 들르셨다가 약을 못짓고 그냥 오셨어요 이 처방전 보시고 약 지어 주실수 있나요?

"아~~네 저희 약국에 이 처방전 약이 있나 보구요"

"저희 약국에 똑같은 성분의 약이 있는데 약을 만든 제약사가 달라서요 그래도 괜찮으시다면 약을 지어 드릴수 있어요"

"약효만 같다면 괜찮을 것 같아요"

"네~기관에서 약효 평가를 거쳐서 약효를 인정한 제품이라 같다고 생각하셔도 됩니다"

그리고 처방전을 발행하신 의사 선생님께도 바뀐 약 내역을 알려드리고 있어요"

"그럼 약 지어주세요"

잠시후 약을 받아든 손님은 약값을 묻고는 깜짝 놀란다

자신의 예상보다 30%이상 쌌기 때문이다

"어머니가 말씀하신 것보다 많이 싸네요"

"성분이 같은 약이 워낙 많고 약값도 차이가 많이 납니다"

"네, 감사합니다 선생님!"

▶성분명 처방과 제네릭 약물 사용간의 관계

위의 예는 특허 기간이 끝난후 출시되는 많은 제네릭 약중 나중에 출시되는 약이 가격이 쌀 경우가 있어서 그 약을 쓸 경우에 일어날 수 있는 일이다.

약사와의 신뢰를 바탕으로 약사가 권하는 약을 믿고 복용할 경우 약값을 아낄수도 있는 좋은예이다.

그러나 생동성 혹은 용출성 시험을 거쳐 시판되는 동일 성분의 약물의 효과에 대해 신뢰하지 못한다거나 처방전에 기록된 의사가 지정한 상품명대로 약을 복용해야 한다고 생각하는 많은 환자들은 성분명 처방에 의구심을 가지게 되는 것이 현실이다.

고령화 사회에 접어 들면서 과거 그 어떤 때보다 많은 약이 소비되고 있는 이 시점에서 성분명 처방이 정책적으로 시행된다면 건강보험 재정절감에 많은 도움이 될수 있다고 사료된다.

▶ 상품명처방 '관행' 이 정답은 아니다

그러나 이 성분명 처방은 몇가지 선행되어야할 과제가 있다.

경우에 따라 다르겠지만 환자에게 동일약 리스트를 보여주며 약을 고르게 하는 것은 자칫하면 약값만 생각하는 환자를 양산할수도 있고 제약사들의 약 가격 인하 경쟁이 품질 저하로 이어질수도 있겠기 때문이다.

지난해 9월에 열린 세계약사연맹 서울 총회(FIP)에서 발표된 프랑스의 예는 우리에게 많은 시사점을 던져준다.

프랑스 정부는 제네릭 처방률을 높이기 위해 성분명 처방을 권고했지만 실제 성분명 처방은 20~30% 수준이라고 한다 그 이유는 오랜 상품명 처방 관행 탓이라는 것이다.

어떤 정책도 한걸음에 이룰 수 없다는 교훈을 프랑스의 예에서 얻고, 목표점을 향해 약사의 대국민 신뢰도 향상,약물 효능 평가의 정확성 ,제약사 품질 향상에 노력을 경주해야 한다.

성분명처방이
질 좋은 '복약서비스'를 제공한다

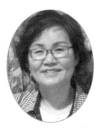

김설영
(중랑구약사회 정책위원장)

▶ 성분명처방은 '의약품사용과오' 줄인다

상품명으로 처방되고 있는 의약분업의 현실은 성분은 같으면서 제조 회사만 다른 수십가지 의약품을 구비해야 하는 약국의 어려움, 잦은 처방 변경에 따른 불용재고의약품의 증가와 이로 인한 약국 경영의 악화, 의약품의 보관 문제, 처방의약품을 독점하려는 제약회사의 리베이트 비리 등 많은 문제점을 표출하고 있다.

리베이트 문제는 단순히 제약사와 의사 약사의 문제만으로 끝나지 않고, 행정 처분을 받은 제약회사의 약이 제 때에 공급되지 않아 환자들도 큰 불편을 겪고 있는 상황이다.

이런 문제를 줄이는 방법이 처방전의 성분명 처방이다.

약사들은 의약분업 초기부터 성분명 처방을 줄기차게 주장하고 있다.

성분은 같아도 회사마다 제조되는 과정에 따라 효능효과가 다를 수 있다는 의사들의 주장은 엄격한 생동성 실험을 통과한 의약품으로 조제를 하고 있는 약국가에 대한 이해 부족 일 뿐이다.

성분명 처방을 하면 약사들은 처방전에 대한 검토를 통해 적정한 의약품으로 조제를 할 것이고, 환자와 커뮤니케이션을 통해 환자의 알 권리와 의약품 선택권을 존중하고 조제와 투약, 복약지도에 대한 세심한 상담을 통해 의약품사용과오(Medication Error)까지도 줄일 수도 있다.

적정한 의약품의 선택은 환자의 약가 부담 또한 감소 시켜줄 것이다.

이는 전체적으로 총 의료비를 줄이는 효과가 있을 것이고, 건강보험 재정안정화에 일조하여 보장성이 확대되는 결과로 나타날 것이다.

▶노인빈곤률 1위 대한민국

고령화 사회로 진입한 우리나라는 노인층의 빈곤률이 OECD국가 중 1위로 노인층의 의료비 부담이 가중되고 있는 실정이다. 이로 인한 병원 기피 현상이 발생하고 만성질환자들의 병의 악화나 위급 상황 발생으로 의료비가 증가하는 악순환이 반복되고 있다.

건강보험 재정의 안정화는 늘어나는 노인층의 의료에 대한 요구와

치료를 적절한 시기에 받을 수 있게 하는 든든한 지킴이 역할을 해줄
것이다.

이런 상황에서 약국의 복약지도와 상담은 열악한 노인층의 의료에
대한 욕구를 충족시키고 만성질환의 악화와 응급상황의 예방에 큰 도
움이 된다.

▶ 의약품은 사회적 공공재

의약품은 단순한 상품이 아니라 질병치료라는 보편적 사회적 공공
재로서의 가치를 가지고 있어 약사 개개인의 조제와 투약, 복약지도
라는 행위도 역시 사회성을 가지는 게 당연하다.

제약회사들의 영리목적 수단으로만 취급되기에는 의약품이 차지하
는 역할이 매우 크므로, 이제는 상품명 처방의 제도 변경을 통해 성분
명 처방이 필요한 시점이다.

FIP(세계약사연맹)이 WHO(세계보건기구)의 협력 속에 성분명 처
방의 법제화와 동일 성분조제를 위한 약사의 조제 인센티브 부여 방
안들을 추진한다는 뉴스가 나왔다.

동일성분조제를 활성화하기 위한 인센티브를 부여하는 정책은 이
미 우리나라에서도 시행 중이다.

FIP는 이보다 더 강력히 처방전을 성분명으로 처방하도록 권고하
거나 촉진 하도록 각국 정부가 이를 법제화해야한다고 명기한 개정안

성분명 처방, 단골약국의 '방아쇠'

을 정책위원회에서 채택했다고 한다.

대내적으로 대외적으로 성분명처방의 흐름이 대세로 무르익어 가고 있으니 우리나라에서도 약사들이 힘을 합쳐 국민과 정부를 설극해 성분명처방 발행을 제도화 해야 할 것이다.

▶ 6년제 약대생의 비밀병기, '성분명처방'

약사들의 조제와 상담 영역이 체계적으로 보장 받고, 국민들에게는 양질의 복약서비스를 제공하기 위해서도 성분명 처방 제도는 반드시 제정되어야 한다.

20여년이 되어가는 의약분업은 초기의 문제점에 대한 수정 보완을 통해 현재에 이르렀고, 이에 따라 국민들의 의료서비스에 대한 인식도 단순 치료 개념에서 종합적인 헬스 케어 서비스로 변화하고 있는 추세이다.

진단 중심의 병원보다는 다양하고 깊이 있는 상담을 하고 있는 약국들에게 성분명처방은 약국과 약사의 역할을 한 단계 상승시키는 계기가 될 것이다.

6년제 약학대학에서 공부하는 예비약사들의 전문성이 확보되고 불확실한 약사들의 미래에 청사진을 보여 줄 정책임과 동시에 국민 건강을 향상 시키는 제도로써 성분명 처방은 꼭 이루어져야 할 것이다.

동네약국의 외침

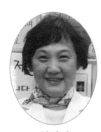

최명자
(주원약국)

▶ '국민건강 지킴이' 라는 사명감

약학대학을 졸업한 후 개국약사로서 국민건강에 기여할 수 있다는 사명감으로 지난 30년간 성실하게 일해 왔다. 그러나 이제는 단지 약을 처방전에 따라 조제하며 환자에게 간단한 복약지도 하는 것에 끝나지 않는다. 우리나라는 경제발전과 더불어 정보화사회에 직면하다보니 약국을 찾는 환자들도 약에 대한 보다 전문적인 상식과 정보를 가지고 있으며 더 나은 새로운 약사상을 요구하는 시대가 도래하고 있다. 특히 최근들어 동네약국은 조제및 복약지도 환자상담, 기타 행정적인 업무(보험청구, 마약관리, 재고관리, 세무관리)등 약사 혼자서 모두 처리해야 하는 상황이라 이와같은 시대적 변화에 발맞추기 위해 하루 24시간이 부족할 정도로 열심히 약국생활을 하고 있다.

▶ 처방전의 모든약이 있길 원하는 현실

요즘 들어 하루에도 몇 번씩 처방전을 가지고 온 환자와의 대화 중 제일 많이 하게 되는 말은 " 이 약은 우리약국에는 없는데 동일한 성분의 다른 약으로 조제해 드려도 될까요?"라는 것이다. 그러면 일부 환자는 "그렇게 해 주세요" 라고 하지만 대부분의 환자는 병원 근처에 있는 약국은 약이 준비되어 있는데 왜 여기에는 없느냐고 불평을 한다. 그 만큼 의사의 처방에 따라 모든 약품을 지역약국에서 구비한다는 것은 현실적으로 어려움이 있다. 또한 동일한 성분임에도 불구하고 대체조제가 안될 경우 멀리서 온 단골 고객을 돌려보내야 하는 안타까운 사태가 약국에서 공공연하게 벌어지기도 한다.

▶ 의사와의 마찰보다 이제는 국민의 입장이 더 중요

이처럼 의약분업이 시작된 이후 의사의 처방은 성분명과 상품명 어느 것으로 해도 무방함에도 불구하고 거의 대부분이 상품명처방으로 나오고 있다. 또 약국은 처방의약품에 대한 대체조제가 가능함에도 불구하고 의사와의 마찰우려, 환자들의 제네릭의약품(성분이 동일하지만 상품명이 다른 의약품)의 생물학적 동등성에 대한 낮은 신뢰도, 대체조제후 의사에게 사후통보의 번거로움등 여러 가지 원인으로 인해 성분명 처방의 전제 조건인 대체조제가 원활하게 이루어지지 않고 있는 실정이다

▶ 상품명 처방의 부작용은 심각하다

일부 의사들은 성분명처방에 대한 반대의견으로 첫째, 오리지널대비 제네릭의 약가가 높고 제네릭간 가격차이가 없어 보험재정 절감효과가 거의 없다는 것이고 둘째 제네릭 의약품의 약효를 신뢰할 수 없다는 것이고 마지막으로 제약사의 리베이트가 약사로 전가될 뿐 리베이트 근절이 해결되지 않는다고 문제를 제기하고 있지만, 그 속을 자세히 들여다보면 국민들의 건강과 약제비 상승에는 관심없고 오로지 의사들의 약에 대한 주도권을 가지려는 의도로 생각된다.

▶ '성분명처방 의무화'는 양질의 국민건강 제공

최근에 성분명처방은 이제 국제적인 추세이며 이미 몇몇 선진국들은 성분명 처방을 허용하고 있으며, 프랑스의 경우 2015년 성분명 처

방을 의무화하기로 했다. 우리나라 역시 초고령사회로 진입함에 따라 건강보험재정 절감과 불용재고의약품, 리베이트 척결 등을 위해 성분명 처방의 형태로 전환이 필요한 시점이다. 정부는 성분명 처방이나 대체조제 활성화의 필요성엔 공감을 하면서 의사들의 눈치를 보느라 정책을 시행해 보지도 못하고 있고, 언론과 시민단체는 약사와 의사의 밥그릇 싸움으로 치부해 버림으로써 정작 국민을 위한 좋은 제도임에도 불구하고 성분명 처방에 대한 논의조차 못하고 있는 실정이다

문재인케어를 표방하고 있는 이번 정부는 국민의료 차원에서 성분명 처방을 제도적으로 의무화하고 대체조제를 적극 장려하는 정책을 세웠으면 하는 바램이다

▶ 지역사회 건강파수꾼, 개국약사

서울시는 2013년 주민과 가장 가까운 곳에서 주민의 건강을 챙긴다는 슬로건 하에 세이프 약국사업을 시작하여 현재 15개 자치구에서 313개 약국이 활동하고 있으며 포괄적 약력관리, 자살예방게이트 키퍼, 금연지도, 마약 및 부정의약품 근절운동, 의약품부작용모니터링, 건강정보 이해능력 향상을 위한 복약지도 등 5대 주요업무를 수행하고 있다. 실제 건강보험청구 자료에 따르면 세이프약국의 포괄적 약력관리서비스와 약물부작용모니터링을 통해 의약품 복용품목과 중복투약이 현저하게 감소하는 추세에 있다는 것은 주목할 만한 일이다.

이렇듯 앞으로 고령화와 4차 산업과 관련하여 약사라는 직업이 사라지지 않게 하려면 약사직능을 여러 방면으로 개발 발전시켜야 한다. 그러기 위해서는 기존 약사업무에서 더 나아가 환자와 더 가까운 곳에서 환자의 건강관리를 위해 힘쓰는 지역사회의 건강파수꾼이 되는 것이라 생각한다.

▶ 약사로의 삶은 충분히 보람 있습니다

최근에 정부도 이와 같은 필요성을 인지하여 거동이 불편한 환자에게 약사가 직접 찾아가는 약료서비스인 방문약료사업을 제도화하기 위한 정책토론회를 가지기도 했는데 특히 평균수명이 증가함에 따라 만성질환환자의 수도 증가추세에 있어 보건의료전달 체계에서 지역 약사가 건강관리자로서의 약사의 역할이 강조되고 있어 방문약료서비스의 제도화는 시기 적절한 주요 정책이라고 생각한다.

다각적으로 급변하는 보건의료 환경속에서 정부와 여러 보건의료 관계자들이 협력관계를 공고히 하고, 무엇보다도 약사 자신이 지역사회 약사로서의 노력이 우선 되어야 한다 그러면 우리나라 보건의료는 다른 선진국 못지 않게 한층 더 발전할 것으로 기대된다.

끝으로 동네약국을 하고 있는 선배약사로서 약대 후배들에게 한마디 한다면 약사의 미래는 우리의 의지에 따라 결코 어둡지만은 않다는 것과 약사라는 직업은 해 볼 만한 직업이다 라고 감히 말할 수 있고

성분명 처방, 단골약국의 '방아쇠'

약사라는 직업에 대한 사명감과 자부심을 늘 가져주기를 소망한다.

버려지는 약에 대한
'혁신적발상' 시대

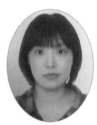

김희성
(서대문구 약사회 혜성약국)

▶ 낭비되는 약, 이제는 해법 찾을때다

　　대한민국은 음식물쓰레기를 줄이기 위해 열을 올렸고, 이제는 국민들 머릿속에 음식물 쓰레기를 줄여야한다는 것이 각인되어 있다. 최근에는 중국의 재활용쓰레기 반입 거부로 인하여 온 나라가 분리수거에 곤란을 겪고 있다. 그래서인지 요즘은 과대포장을 줄이자는 기사들이 늘어나고 있다. 하지만 지금까지 '약을 아껴 사용합시다.', '약을 남기지 맙시다' 라는 말을 들어본 적은 없을 것이다. 약의 특성상 필요한만큼 사고 남기지 않는 것이 어려운 일이지만, 한 해에 폐기되는 약의 규모를 생각하면 무심히 넘길 수 없는 문제이다. 버려지는 약의 대부분은 처방받아 복용하다가 남은 약이거나 약국에서 조제 후 유효기간이 경과한 약이다. 위 두가지 경우 모두 제도적 변화를 통하여 낭비되는 약을 줄일 수 있겠지만, 특히 후자의 경우 성분명처방을 시행한다면 약물폐기량을 획기적으로 줄일 수 있을 것이다.

▶ 리베이트 도덕성함정, 이제는 벗어나자

성분명처방이 논의 될때마다 논란이 되는 부분은 약품 선택권자에게 주어지는 경제적이권, 부작용 발생시의 책임 소재, 동일성분의 약품간 약효동등성 등의 문제이다.

몇년전에 제약사가 처방권자인 의사에게 처방의 대가로 리베이트를 제공한 사실이 적발되었고, 이에 제약사와 의사 모두 크게 곤욕을 치른 바 있다. 완전히 없어졌다고는 말할 수 없지만, 이 사건 이후 양쪽 모두 조심하는 분위기에서 리베이트 제공은 상당부분 줄어들었다고 볼 수 있다. 제약사는 리베이트 적발 후 큰 폭의 약가조정으로 마진율이 크게 감소하였기에 리베이트를 제공할 여지가 줄어들었고, 받는쪽도 부담스럽기는 마찬가지이다. 이렇듯 생태환경이 이미 리베이트 감소의 방향으로 가고 있는 상황에서 약품선택권이 약사에게 옮겨 간다한들 그 흐름은 바뀌지 않을 것이다. 어느 집단이 더 도덕적이고 양심적인지의 논의는 무의미할 뿐이다. 불법 리베이트에 관한 부분은 의사 혹은 약사 어느쪽이 해당되더라도 제도적 장치로 해결할 일이지

집단의 도덕성에만 의존할 문제는 아니다.

▶ 세상에 부작용이 없는 약은 없다

성분명처방이 시행되면 부작용 발생시 누구에게 책임을 물을지에 대한 문제제기가 있다. 이 세상에 부작용 없는 약은 없다. 우리가 흔하게 복용하는 진통제의 설명서만 보더라도 부작용부분을 읽으면 이런 약을 어떻게 복용하라는 건지 의문이 들 정도이다. 그렇다면 약품 복용 후 부작용이 발생하였을 때, 부작용의 발생 원인이 성분이 아닌 특정 제약회사의 약이기 때문이라고 특정할 수 있는지 의문이다. 만약 개개인별로 각자에게 맞는 제약회사가 있다면 약품선택권자는 그걸 감별할 수 있는 능력을 갖춰서 개인에게 맞는 제약회사를 선택해줘야 할 것이다. 이런 식의 감별은 불가능할뿐만 아니라, 약물에 대한 부작용 역시 환자 개인의 체질과 특정 성분에 의하여 발생하는 것이지 특정 제약사의 약에 반응하는 것이 아니다. 환자가 특정약을 복용 후 부작용이 발생하였다면, 그 원인이 제약회사에 있다고 판단하여 같은 성분의 다른 회사 약을 처방할 의사는 없을 것이다. 약사가 약을 오조제하여 발생하는 부작용이라면 마땅히 약사가 책임져야 한다. 하지만 약은 부작용 발생 위험을 알면서도 그 위험이 질병치료의 가치보다 적다고 생각되기 때문에 깨알같은 insert paper를 첨부하면서까지 쓰는 것이고, 개인별 체질에 의한 약물 부작용에 대한 책임을 약을 결정한 쪽이 져야 한다면 지금의 의원들도 정상적인 진료가 불가능할 것이다. 그럼에도 불구하고 특정 제약사의 약을 먹고 유의미한 수의 환자에게서 부작용이 발생하였다면, 이는 분명 제조상의 문제가 발생하여 약품에 이상이 생긴 것이 분명하므로 그 약은 바로 회수하여 퇴출됨이 마땅하다.

▶ 무조건 저가약을 고집할 만큼 약사는 용감하지 않다

성분명처방 문제만 나오면 약사들은 졸지에 부도덕한 사람이 되는 기분이다. 어떤 근거를 가지고 성분명처방이 되면 약사들이 무조건 효과도 없는 저가약을 쓸 거라는 식의 논리를 펼치는지 알 수가 없다. 사람들이 약을 복용하는 이유는 몸이 아프기 때문이다. 환자들은 약을 먹으면 빨리 듣길 바랄 것이고, 그만큼 약효에 민감하다. 약은 같은 성분이더라도 제약회사의 기술력에 따라 약효의 차이가 존재할 수도 있기에, 동일성분 약들간 약효의 동등성을 보장하기 위하여 약품별로 생물학적 동등성 시험을 한다. 이 실험은 약물투여 후 혈중 농도를 측정하는 방법을 사용하는데, 약품은 혈중 농도만으로 동등한 약효를 보장할 수 없으므로 이 또한 완벽한 실험은 아니다. 불행하게도 지금까지 이 실험 이외에 약효를 비교할 수 있는 방법은 환자의 상태와 설명에 의존하는것 뿐이다. 환자가 복용후에도 증상의 개선이 안 되었다고 호소할 경우 약 성분을 바꾸는 경우는 있어도 같은 성분으로 다른 회사 약을 투약하는 경우는 경험한 적이 없다. 약품선택권이 어느 쪽에 있던간에 환자의 목소리를 무시할 수 없는 시대가 되었고, 더 이상 환자들도 무지하지 않으며, 환자의 말을 무시하며 무조건 저가약을 고집할 만큼 약사들도 용감하지 않다. 항암제 같이 특수한 경우를 제외하면 약물의 치료효과에 제약회사가 미치는 영향은 크지 않을 것이다. 환자는 치료가 잘 되는 병원을 선택할 것이며, 그 병원에서 처방하는 제약회사의 약이 특별히 환자와 잘 맞아서 치료효과가 좋다고 말하기는 힘들다.

▶ 고령화에 따른 약물소비증가는 분명한 '미래'

의약분업한지 벌써 18년이 되었다. 그 동안 정말 약효가 다른 회사 제품에 뒤떨어진다면 이미 그 회사 제품은 처방하는 곳이 없어서 도태되어 사라졌어야 한다.

버려지는 약이 급증하는 원인 중 하나가 가파른 고령화에의한 약품소비 증가이다. 고령층은 노환으로 인하여 주기적으로 방문하는 병원이 많은 것이 특징이며, 이럴때 문제가 되는 것이 여러군데에서 약 처방을 받아 약물 오남용의 위험이 증가하거나, 임의로 복용과 중단을 결정하는 경우이다. 얼마전 어머니 약을 지으러 오신 분이 있었다. 약을 모두 조제하고 복약지도를 해드리는데 혈압약이 들어있냐고 물어보셔서 이건 혈압이나 심장약이 아니고 어지러움에 대한 약임을 알려드렸다. 환자가 병원을 바꾸는 과정에서 모든 과의 진료를 다 받기도 전에 병원을 옮겼으니 당연히 다 맞춰서 처방을 해줬을 것으로 생각하고 기존 병원 처방약을 완전히 중단한 상태였다. 당장 드시던 약을 다시 복용할 것을 권하였으나 부정맥과 협심증이 있던 환자분은 결국 응급실 신세를 지게 되었다.

이렇듯 여러군데에서 약을 받아드시는 경우 고령층뿐만 아니라 많은 분들이 스스로 판단하여 생명과 직결되는 가장 중요한 약의 복용을 임의로 중단하는 경우가 있다. 환자의 적절한 치료에는 적절한 약의 처방뿐만 아니라, 장기간 처방을 받는 고령층의 특성상 환자가 약을 적절하게 잘 복용하고 있는지, 부작용은 나타나지 않는지, 처방받은 약을 다 먹기전에 환자의 상태가 어떻게 변화하고 있는지 등에 대한 처방후 관찰이 필요하다. 고령층에 대한 적절한 약물복용 모니터링이 이루어지지 않을 경우 그에따른 추가적 의료비용이 발생할 것이므로, 이를 방지하기 위하여 환자의 지근에서 대면하기 쉬운 약사들의 전문성을 이용하여 약물복용 관리를 하는 것이 필요하다. 특히 만성질환자의 경우 환자의 상태 변화에 따라 기존 처방약이 남아 있음에도 불구하고 약이 일부 변경되는 경우가 있다. 현재는 기존 약은 모두 버려지게 되는데,환자가 복용하던 약에 한하여 이것을 재활용 할 수 있도록 제도적으로 보완한다면 약값을 줄이는데 큰 도움이 될 것이다. 또한 처방받은 약에 부작용이 발생하게된다거나 원하는 만큼의 기대효과가 나타나지 않는 경우 처방을 변경하고 기존의 약은 전부 버려지게 된다. 이런 경우 반품을 받아주지 못하는 약국도, 처방을 바꿔야 하는 의사도, 돈이 이중으로 들어가는 환자 모두가 난감해진다. 이런 경우를 줄이기 위하여 처음 사용하는 약물에 대한 장기처방시 처방을 나눠서 쓸 수 있는 제도를 마련한다면 무의미하게 버려지는 약값을 아끼게 될 것이다.

▶ 버려지는 약에 대한 발상전환 시급하다

약을 일반쓰레기처럼 버렸을때 심각한 환경오염의 문제를 인식하고 다양한 홍보를 한 결과, 현재는 많은 국민들이 버리는 약을 약국으로 가지고 온다. 면적이 넓지 않은 약국은 폐의약품 수거하는 양을 감당하지 못할 정도로 많은 양이 수거되는 것에 놀라게 된다. 이렇듯 약국으로 수거되는 양만으로도 매년 버려지는 약의 규모가 심각한 수준이라는 것을 알 수 있다. 그러므로 이제는 폐의약품을 줄이기 위해 고민해야 한다. 몇가지 제도적 변화만으로도 무의미하게 버려지는 약들을 줄일 수 있다면 그 시도만으로도 사회에 큰 기여를 하는 것이다. 반드시 성분명처방의 이름이 아니더라도 대체통보의 간소화를 할 수도 있으며, 부작용에 의하여 처방받은 약을 모두 버려야 하는 환자의 경제적 부담과 건강보험의 재정적 낭비를 덜기 위하여 처방전을 나눠서 사용 할 수 있도록 하고 이에 적당한 수가를 책정하는 등 이제는 약을 아끼기 위한 제도적 변화를 논의하여야 할 때이다. 더 이상 어느 직능의 도덕성이 더 높은지, 누가 더 환자를 생각하는지 서로 손가락질을 하는 것은 무의미한 행동이다. 우리 모두의 자산인 건강보험의 절감과 환자의 건강뿐만 아니라 경제적 문제를 생각하는 마음으로 판단해야 한다. 그래야 약값 절약에 이바지한만큼 약사나 의사 모두 그에대한 적정한 조제료와 진료비의 산정을 요구할 수 있게 될 것이다.

2

성분명처방의 본질,
과학보다 '정치'

국민과의 소통이 곧
국회와의 소통

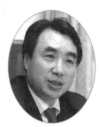

윤관석
(더불어민주당국회의원)

▶ 약사사회, 국회 아닌 국민을 설득해야 한다

　문제를 둘러싼 수 많은 사람들과 관계들. 서로의 이해관계가 얽혀있지 않다면, 문제가 복잡하지 않다면, 단순히 한 편에서만 서서 문제를 바라볼 수 있다면, 하지만 그러지 못하는게 정치의 존재 이유이다. 현대는 개인이나 집단이 요구하는 주장이나 가치가 다양한 다원주의(多元主義) 사회이기 때문이다. 제도권 정치에서 몸 담으며 수 많은 사람들과 수 많은 단체들을 만나게 된다. 복잡한 갈등으로 인해 머리아프지만 아이러니하게도 이런 갈등 과정 속에서 민주주의를 발견한다. 민주주의는 이런 갈등 때문에 불러들여진 정치체제이고 또 갈등 때문에 존재한다. 이렇듯 갈등에 기반을 둔 민주주의 체제에서 정치는 사람들의 의견 차이나 이해관계를 둘러싼 문제를 해결하기 위한 커뮤니케이션의 연속이라 할 수 있다.

▶ 결국 정치는 '말' 로 설득하는 것이다

위에서 거창하게 말을 했지만 간단히 말하자면, 결국 정치는 '말' 로 상대를 설득하는 것이다. 따라서 가장 효과적인 정치 커뮤니케이션은 바로 상대를 잘 설득하는 것 이라 할 수 있다. 그렇다면 상대를 어떻게 잘 설득할 수 있을까? 필자는 대학 때 신문방송학과를 전공했는데, '커뮤니케이션의 이해' 라는 수업 시험기간 때 'S-M-C-R-E'를 달달 외운 기억이 있다. 이론적 이야기이지만, 커뮤니케이션 과정은 'S(송신자)-M(메시지)-C(채널)-R(수신자)-E(효과)' 의 과정으로 이루어진다. 효과는 결과적인 것이기에, 실질적으로 'S-M-C-R' 의 과정이 중요하다고 할 수 있다.

그렇다면 저 과정을 기초로, 약업계 현안해결을 위해 약사사회와 국회의 커뮤니케이션은 어떻게 이루어져야 할까? 약사회는 의약분업, 가정상비약 약국 외 판매, 법인약국 문제 등 이익단체 중에서도 정책적 현안이 많은 단체 중 하나이다. 또한 국민적 관심을 많이 받는 단체에 속한다. 포인트는 여기에 있다. 약사회의 현안은 '국민적 관심을 많이 받는 다는 것' 이다.

대의민주주의하에 국회는 '민의의 전당'이다. 의원들이 국민의 뜻에 따라 국민을 대신해 국정을 운영하는 대의민주주의의 핵심기관이다. 그러다 보니 국민의 이목이 집중되는 정책현안에 민의를 살펴볼 수 밖에 없다. 그렇다면 약사사회와 국회 커뮤니케이션 과정 속에서 S(송신자)는 '약사계', M(메시지)는 '약사계 정책현안'으로 둔다면 R(수신자)는 국회가 아니라, '국민'으로 둬야할 것이다. 이 커뮤니케이션 과정 속에서 약사계는 국회를 수신자인 국민과의 커뮤니케이션을 위한 C(채널)로 삼아야한다.

▶ 약사사회가 설득할 대상은 '국민'이다

즉, 약사사회가 설득의 대상으로 삼아야 할 사람은 국회가 아니라 바로 '국민'이다. 설득의 대상을 '국회'로 둔다면 국회 설득에 성공한다 할지라도, 정책 사안이 국민 반대에 부딪히게 된다면 그 사안은 결코 해결되기 어렵다. 지난 18대 국회 때 가정상비약 약국 외 판매를 내용으로 하는 약사법 개정안이 통과되었을 때를 생각해보자. 사실 당시 약사회의 강력한 반대 속에 국회 보건복지위원회는 법안을 상정조차 하지 않았으니 약사사회는 국회를 설득하는데 성공 했다고 할 수 있다. 하지만 각종 여론조사에서 90% 이상의 국민이 약사법 개정안에 찬성하며 개정안 통과를 촉구했다. 국회와 약사회를 비난하는 언론 기사가 쏟아졌다. 약사회와 회원들이 국회의원을 설득하는데 성공

했지만 대중과 언론은 설득하지 못한 것이다. 언론과 대중의 부정적 인식은 정치인들의 판단을 바꾸게 했고 결국 대한약사회도 가정상비약의 약국 외 판매를 전격 수용하는 것으로 막을 내렸다.

약사사회가 원하는 정책목표도 달성하지 못했을 뿐아니라 약사회는 약사들의 이익을 위해 국민 편의를 무시하는 이기주의 집단으로 낙인 찍혔고, 국회 역시 특정 이익집단의 민원창구라는 오명만이 남았다.

결국 국회도 약사사회도 필요한 건 약사사회 정책 현안에 대한 국민적 지지이다. 사회적 필요성과 국민적 지지를 받지 않으면 안전상비약 문제처럼 모든 약사들이 그토록 막으려 해도 막기 어렵게 된다. 국민과의 소통이 곧 국회와의 소통으로 이어질 것이다.

▶국민의 인식변화는 계속적인 소통에서 나온다

아쉽지만 지금 보기에 약사직능을 둘러싼 환경과 여건이 녹녹지 만은 않아 보인다. 국민들의 잠재의식에는 약사들이 가진 자이며 자신들의 기득권에 집착하는 집단이다. 약사들의 논리가 옳다고 해도 이미 부정적으로 고정된 국민의 인식을 바꾸기는 쉽지않다. 이런 고정된 인식이 바뀌는 데는 시간이 걸린다. 그럼에도 장기적 관점으로 감성적 소통을 통해 존경받는 약사상 정립에 힘써 부정적 인식을 바꿔나가야 한다.

그 과정에서 약사사회는 국회를 국민과의 커뮤니케이션을 위한 장을 마련하는 채널로 삼아야 한다. 이제 곧 개원 할 20대 국회에서 약사 출신 국회의원이 4명이 진출했다고 들었다. 약사사회의 엄청난 성과 일 것이다. 약사회에 이익을 대변할 수 있는 좋은 기회이니 말이다. 다만 약사사회가 원하는 E(효과)를 내기 위해서는 약사출신으로 정치 인을 만드는 것은 중요하지 않다. 더 중요한 것은 그 사람들로 하여금 국민을 설득시킬 수 있도록 하는 것이다. 약사출신 국회의원은 아젠 다를 제시할 수 있는 위치와 파워를 가지고 있다. 국회와 약사출신 국 회의원을 국민소통과 국민의 인식변화 기폭제로 삼아야 할 것이다.

▶ '국민' 을 최우선으로 하는 약사사회 기대한다

작년 국회 앞 잔디광장에서 정책 엑스포를 통해 법인약국문제 등 약 사정책을 홍보하는 것과 같은 국민과 함께 하는 활동, 약국에서 국민 과 말 한마디라도 더하는 작은 행동들이 결실을 이룰 것이라고 생각 한다. 정부와 국회는 결국 국민의 의사를 대변할 수 밖에 없는 기관이 다. 약사사회도 국민을 최우선으로 두고, 그런 마음이 국민에게 닿는 다면 약사사회 현안도 자연스럽게 같이 해결 될 것이다.

대면원칙 무시한
원격화상투약기 실효성 '의문'

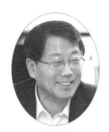

윤후덕
(더불어민주당국회의원)

▶ "국민 건강권 및 보건의료 공공성 훼손될 것"

가습기 살균제 사망사건으로 인해 건강과 안전
에 대한 국민들의 열망과 불안이 고조되고 마침내
옥시레킷벤키저 한국지사 대표로부터 그에 대한
사과와 피해보상 약속을 받아냈던 지난 5월, 안전
성에 대한 논란이 분분한 원격화상 의약품 판매시
스템(원격화상투약기)을 허용하기로 대통령 주재
하에 개최된 제5차 규제개혁장관회의 및 민관합동
규제개혁점검회의에서 결정이 내려졌다.

이후 약 한 달 만인 6월 27일, 주무부처인 보건복
지부는 원격화상투약기 도입을 위한 약사법 개정
안을 입법예고 했으며 8월 26일까지 이에 대한 의

견수렴을 진행 중이다.

정부는 국민들의 편의 증진을 앞세우며 원격화상투약기의 도입 필요성을 선전하지만 약계에서는 약화사고, 기계 오작동 등으로 국민 건강이 위협받을 수 있다는 위험성과 약사−환자 대면원칙이 무너짐으로 인해 의료영리화의 단초를 제공한다는 우려를 이유로 원격화상투약기 도입을 반대하고 있다.

약국이 문을 닫은 심야 시간이나 주말·공휴일에도 의약품을 구매할 수 있다는 것은 분명 편리한 일이다. 그러나 그에 대한 해답으로 원격화상투약기를 도입하기에는 불안한 점이 한둘이 아니다.

당장 예측할 수 있는 문제들만 하더라도 약화사고, 기계 오작동, 의약품 변질 등 의약품 안전사고의 위험과 약사−환자 대면원칙이 무너짐으로 인해 열리는 의료영리화 기틀 마련의 가능성이 있다.

이러한 우려에도 불구하고 도입을 강행해야 할 만큼 원격화상투약기가 실효성이 있는지에 대한 의문도 제기된다. 편의성을 내세워 도입을 강행하기에는 국민의 건강권과 보건의료의 공공성 측면에서 중대한 문제가 예상된다는 말이다.

가장 1차적이고 강하게 우려가 드는 부분은 역시 안전의 문제다. 현행 약사법이 대면판매를 원칙으로 두고 있는 것은 자칫 환자에게 부작용을 일으킬 수 있는 약을 판매하지 않도록 안전장치를 마련해둔 것이다.

▶ 복약지도는 매우 중요하다

의사의 처방 없이 판매하는 일반의약품의 경우, 환자가 이 약을 복용해도 안전한지, 환자가 어떤 약을 복용하는 게 적합할지에 대한 판단은 결국 약사의 몫이 된다. 그렇기 때문에 약사가 환자의 상태를 정확히 확인할 수 있어야 하는 것은 복약지도에서 중요한 요소이다.

이러한 우려에 대해 정부는 화면상으로도 충분히 확인이 가능하다고 얘기하지만 동시에 이로 인한 실수의 가능성 역시 부정하지 않는다. 그렇다면 조금 덜 안전할지언정 장점이 더 크기 때문에 이 기술을 도입해야 한다는 것인데, 생명과 직결된 안전의 문제를 덮고 넘어갈 만한 장점이라는 것이 편리성이라면 조금 비통하지 않은가.

대면판매의 원칙이 무너지게 되면 걱정되는 것이 비단 의약품 안전사고 문제만이 아니다. 정부가 추진하고자 하는 원격의료와도 맞물려 의료영리화에 단초를 제공하는 것이 아니냐는 우려도 함께 제기된다.

▶ '대면판매' 는 '금과옥조' 다

약사와 환자 간의 대면원칙이 사라지면 원격진료를 뒷받침할 조제약 택배 사업의 가능성이 더욱 커지기 때문이다. 정부는 원격화상투약기와 의료영리화를 연결 짓는 것은 확대해석일 뿐이라는 입장이지만 정부의 의도와는 상관없이 원격화상투약기의 도입으로 인한 대면원칙의 파괴는 의료영리화의 기틀 마련에 보탬이 될 것이다.

게다가 원격의료와 밀접한 연관이 있는 조제약 택배의 경우 부처 간 실무협의에서 탈락되기는 했으나 이미 원격화상투약기와 함께 규제개혁 과제로 채택됐던 전적도 있다. 이처럼 의료영리화에 대한 우려를 단순히 기우로 넘기기에는 선뜻 수긍할 수 없는 부분이 존재하는 것이다.

약사법 제정 이후 60년 동안 지켜져 온 대면원칙을 깨야 할 정도로 원격화상투약기가 획기적이고 실효성이 큰 시스템인지에 대한 의문도 적지 않다. 원격화상투약기의 장점으로 이야기되는 것은 의약품에 대한 접근성 향상과 한밤중에 응급실을 찾아가는 경증환자의 의료비 절감이다.

그러나 접근성의 측면에서는 이미 편의점에서 웬만한 일반의약품을 판매하고 있는 와중에 약국에 원격화상투약기를 설치한다고 해서 얼마나 접근성이 높아질 것인지 의구심이 든다.

또한 경증환자의 의료비 절감의 측면에서는 높은 비용을 감수하고 응급실을 찾을 정도의 환자가 스스로 증상의 경미함을 판단하여 응급실이 아닌 약국으로 발길을 향할 것이라고 생각하기 어렵다.

▶ 화상투약기, 환자.약사 모두 이익 없다

이러한 상황에서 원격화상투약기의 구입 · 설치 · 관리 · 운영에 드

성분명 처방, 단골약국의 '방아쇠'

는 비용을 감수할 개인 약사가 얼마나 될지 약사사회에서도 그 실효성에 의문을 제기하고 있다. 규제가 풀리더라도 그것이 약사에게든 환자에게든 혜택으로 돌아올 가능성이 적다는 것이다.

이 때문에 원격화상투약기는 의료영리화를 위한 단초, 혹은 추후 대자본의 약국시장 진출을 위한 밑거름이 아니냐는 의혹이 끊임없이 제기되는 것이다.

▶ 보건의 '공공성'은 입법의 잣대다

앞서서 원격화상투약기 도입에 따르는 우려와 문제점들을 적시하였지만 그렇다고 해서 심야, 주말, 공휴일의 의약품 접근성이 높아져야 한다는 점을 부정하는 것은 아니다. 다만 그 해소방안으로 원격화상투약기를 내세우는 것은 보건의 공공성 측면에 있어서 적합하지 않다는 것이다.

이미 우리나라에는 이러한 접근성의 문제 해결을 위해 심야약국이나 휴일지킴이약국 등의 시스템이 존재하고 있다. 다만 국가적인 지원 없이 개인 약사의 자발적인 참여에 기대고 있는 상황에서 국민들이 필요로 하는 만큼의 서비스를 제공하지 못하고 있는 부족함이 있는 것이다. 이는 제도의 미비함에 따른 문제이지 결코 제도의 부재에 따른 문제가 아니다.

이를 보완하고 국민의 보건의료서비스 접근성을 강화하기 위해서는 국가가 책임져야 할 보건의료서비스 부문을 민간으로 떠넘기는 것이 아니라 공공성을 강화하여 복지의 측면으로 접근해야 할 것이다.

"말하기 보다 듣기가 먼저다"

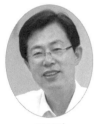

이만희
(자유한국당국회의원)

지금 세계의 고령화 추세는 갈수록 빨라지고 있다. 유엔 보고서에 따르면 2050년이 되면 유럽 인구의 34%, 아시아 인구의 25%가 60세 이상 노인이 될 것이라고 전망하고 있다.

지난 7월 국내의 한 뉴스에서 '전국에서 100세 넘으신 분들이 3000 분을 돌파 했습니다. 90년대만 하더라도 불과 450명에 그쳤는데 20여년 사이 크게 무려 7배나 증가한 겁니다. 100세 진입이 코앞인, 90대 역시 15만명을 넘어섰습니다.' 라는 보도 내용이 있었다. 인생의 제 2막, 제 3막이란 말이 자연스레 사회에 자리 잡고 있고, 급속한 고령화에 따라 노인들의 삶의 질에 대한 우려 또한 커지고 있다.

▶ 고령시대 '약'은 매우 중요하다

인구 고령화로 인한 만성질환(고혈압, 고지혈, 당뇨 등)의 유병률 증가와 생활수준 향상 및 여가 시간의 확대로 인해 앞으로 고령화 시대의 건강한 삶의 질 개선을 위해서는 약품을 통한 몸 관리는 매우 중요하다. 하지만 약품을 통해 건강한 삶의 질을 얻기 위해서는 약사들의 철저한 복약지도와 소통을 빼 놓고는 이야기 할 수 없다.

약품의 이해부족으로 약품의 과잉사용이나 오남용, 혼합사용 때문에 어려움을 겪고 있는 분들이 많다. 약품 사용에 따른 문제점을 극복하기 위해서는 약사들의 역할은 중요하다.

약사의 일은 병원 처방전을 받아 약을 제조하고, 환자에게 약을 판매하면서 복약지도를 하는 것 등이 있겠지만 가중 중요한 핵심 업무는 약국이라는 공간 안에서 사람을 상대하는 일이다.

▶ 약사와 환자의 정보는 비대칭이다

약사와 환자 사이의 가장 중요한 특성중의 하나가 비대칭성이다. 돈을 지불하는 고객이나 환자가 서비스를 제공하는 약사에 비해 지식이 턱없이 부족하다는 뜻이다. 예전처럼 사회가 단순하던 시절에는 환자가 약사를 무턱대고 믿었지만 요즘은 자신이 받을 수 있는 서비스가 어느 정도이며 적절한 것인지 끊임없이 의심하고 확인한다.

특히 요즘처럼 인터넷과 개인 정보망이 발달한 시대에는 그 커뮤니케이션의 중요성이 더욱 크다. 약사는 각 개인에게 맞도록 지식을 적용시키고 적절히 상담한 후 서비스와 약을 제공하는 직업이다. 이 과정에서 중요한 것은 당연히 지식을 적용 시키는 과정에 대한 신뢰도와 상담 내용의 정확성이다. 이 모든 것이 약국이란 좁은 공간 안에서 환자와 1대1로 마주한 상황에서 이루어진다.

약사와 환자는 서로 다른 입장에서 만나게 된다. 약사는 진단과 치료를 위해 환자에게 다가선다. 그에 비해 환자의 경우, 지금 겪고 있는 고통의 불편함과 병에 대한 불안감을 가지고 만나게 된다. 그래서 약사들과 소통에 있어서 전문적인 답변들로 소통이 이루어지게 된다거나 진단과 치료를 위한 소통으로 한정 되어 진다면 약사와 환자의 진정한 소통은 어려워지게 된다.

▶ 약사사회가 국민에게 다가서는 '노력' 절실

이 과정에서 효율적인 커뮤니케이션은 매우 중요하다. 자기가 가진 지식, 혹은 계속 공부할 지식들을 이용해 약국을 찾는 손님들께 믿음직스럽게 설명하고 상담하는 것이 약사의 가장 중요한 역할이다.

그 동안 약사 사회의 대국민 커뮤니케이션이 제대로 이뤄졌는지 따져보면, 아쉬움이 크다고 할 수 있다. 약사 사회는 지난 18대 국회에서 가정상비약 약국 외 판매를 허용하는 약사법 개정안 때, 약의 과잉사용이나 오남용, 약의 혼합사용을 우려해 개정안에 강력하게 반대했다.

국회 상임위원회에서 관련 법안을 상정조차 하지 않아 약사 사회는 국회를 설득하는데 성공했지만 여론조사에서 90%가 넘는 국민들이 약사법 개정안에 찬성하며 개정안 통과를 촉구해 결국 법안은 통과됐다. 이 과정에서 약사회에 대한 국민들의 비난이 거셌다. 약사 사회는 이기주의 집단으로 매도됐다. 결국 대국민 소통 부족으로 오해를 받은 것이다.

▶소통의 시작은 '역지사지' 다

이제 약사 사회는 국민들과의 원활한 소통을 위해 '효율적인 커뮤니케이션이란 무엇인가'에 대한 근본적인 질문에 대한 답을 고민할 필요가 있다. 커뮤니케이션은 단순한 의사 전달 뿐 아니라 소통까지 포함하는 개념으로 두 사람 사이의 의미의 공유가 되어야 한다. 그리고 소통에서 일방적인 모습이 되지 않기 위해서는 역지사지(易地思之)의 자세가 필요하다.

약국으로 찾아오는 사람들의 말에 먼저 귀 기울이고 약사가 국민과 환자로부터 믿고 의지하는 건강관리자로서의 역할을 할 수 있게 된다면, 약사 사회에서 제시하는 이야기들이 국민들에게 와 닿을 수 있을 것이다.

사회적으로 중요한 문제지만 이슈가 되지 않아 우리의 눈을 피해있

성분명 처방, 단골약국의 '방아쇠'

는 것들이 많이 있다. 고령화로 인한 '노인케어' 문제 역시 그렇다. 앞서 말했듯이 지금 고령화 추세는 갈수록 빨라지고 있다. '노인케어' 문제는 약사들에게 있어서도 쉽지 않은 문제이기에 충분한 커뮤니케이션이 반드시 필요하다.

▶ 노인케어의 중심은 약사다

약사 사회는 '노인케어'에 대한 깊은 고민을 해야 한다. 국내외 제도와 사례를 검토해 '노인케어'와 관련해 우리가 나아갈 길을 제시해야 한다. 그리고 끊임없이 국민들의 의견을 듣고 효과적인 방안을 마련해야 한다. 또한 '노인케어'에 대한 법과 제도 마련을 위해 국회와의 논의도 중요하다.

▶ 듣는 능력을 키우자

약사 사회는 국민들과 그리고 국회와의 소통에서 말하려는 자세만 가져서는 안 된다. 서로 다른 입장에서 서로를 이해 한다는 것은 어려운 일이지만 진정한 소통을 위해서는 말하려는 자세보다 듣는 자세가 더 중요하다.

현실정치는
"말과 글로 싸우는 전쟁"

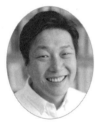

조성주
(前 정의당미래정치센터 소장)

상대를 완전히 무시해버리거나 없애버릴 수 있다면 좋을텐데, 그렇다면 이 귀찮기 짝이없는 '소통'을 하지 않아도 좋을텐데. 고통스러운 말하기나 글쓰기를 통해 지루한 설득과 논쟁을 할 필요가 없을텐데. 그렇다. 우리는 종종 평행선을 반복하는 지겨운 의사소통의 과정이나 설득의 과정을 마주할 때, 말도 되지 않는 무서운 생각이 머릿속을 스쳐가기도 한다. 하지만 안타깝게도(?) 현대 민주주의 정치에서는 상대를 절멸시킬 수 없다. 당신이 원하든 원치 않든 민주주의란 그러한 것이다.

▶ 민주주의는 때론 불편하다

그래서 민주주의는 때로 불편한 제도라고 할 수 있다. 내가 원하는 것을 얻기 위해 어쩔 수 없이 나와 완전히 반대의 생각, 도저히 내가 수용할 수 없는 가치관의 세계에서 살고 있는 이들을 설득하거나 최소한 반대하지 않도록 해야 하는 것을 전제로 한다. 그 설득의 과정이나 중립화의 정치는 당연히 폭력이 아닌 말과 글로 이루어진다. 그렇다. 현실세계의 정치는 말과 글로 싸우는 전쟁이다. 혹여 오해하지 않기를 바란다. 필자는 지금 최근에 SNS나 기술의 발달로 흔히 말해지는 의사소통의 중요성을 말하고 있는 것이 아니다. 정치적으로 말하고 쓴다는 것은 개방적인 의사소통이 아니라 전략적인 설득과 논쟁에 더 가깝다고 볼 수 있다. 최근 우리 사회의 소통의 중요성은 끊임없이 강조되고 있지만 다분히 비정치적인 개방적인 소통과 의견수렴의 영역에 한정되어 논의되고 있어 다소 아쉽다.

그렇다면 어떻게 다른 경험과 가치관을 가진 상대와 소통하고 또 나아가 설득할 것인가? 정치적인 의사소통은 어떻게 이루어지는가? 이에 대해 미국의 전설적인 사회운동가 사울. D. 알린스키가 한 말은 인상적이다. 그것은 올바른(?) 더 정확히는 정치적인 의사소통이란 '상대방의 경험 안에서 이루어지는 것'임을 인지하는 것이다. 알린스키는 이에 대해서 "경험의 상세한 부분에까지 파고들지 않은 개괄적으로 이루어지는 소통은 미사여구가 되고, 아주 제한된 의미만을 전달한다. 이는 25만 명의 죽음을 아는 것과 친한 친구나 사랑하는 사람 혹은 친척의 죽음을 아는 것 사이의 차이다" 이 말은 우리가 정치적인 말하기 또는 글쓰기를 하는 것은 단순히 나의 주장이 얼마나 정의로운가를 강변하는 것을 넘어서야만 한다는 것을 말한다. 정치적 의사소통이란 내가 얼마나 정의로운가를 말하는 것을 넘어서 상대의 경험에 근거하여 나의 주장이 충분히 고려하고 선택할 만한 '더 나은 대안'임을 논증하는 것이다.

▶ 민주주의에서의 '의사소통'

민주주의에서의 의사소통에 대해서도 고민해볼 필요가 있다. 민주주의를 정의하는 방법은 여러 가지가 있을 수 있겠지만 가장 중요한 원칙은 민주주의는 '이견'이 존재하는 정치체제라는 것이다. 이견의 존재는 서로 다른 가치관을 없앨 수 없고 옳고 그름을 다투는 정치체제가 아니라는 말일 것이다. 따라서 민주주의에서의 의사소통은 결국 '이견'을 가진 '타인의 가치관'을 '온전히' 존중한다는 기초 위에서 이루어져야 한다는 것이다. 이는 종종 대단히 고통스러울 수 있다. 하지만 타인과의 소통의 과정이 가져오는 고통은 민주주의라는 정치체제의 운영비용이라 할 수 있다.

▶ 정치적 말하기와 글쓰기 최종이해는 '시민'이다

정치적 글쓰기와 말하기를 통한 의사소통 과정에서 깊이 고민해야 하는 것이 하나 있다. 사회적인 갈등을 다루어야 하는 경우다. 보통 적대적 갈등 관계에 있는 경우다. 이 순간 사용하는 글과 말은 단순히 상대의 경험에 근거한다는 수준을 넘어서야 한다. 그것은 경험에 대한 이해를 넘어서는 영역에 있는 문제이기 때문이다. 예를 들면 기업의 경영인과 노동조합 간부의 정치적 의사소통을 생각해보자. 이 둘은 지향하는 목표가 완전히 다르며 둘의 갈등은 일반적으로 가장 적대적인(?) 그러니까 대립적인 갈등이다. 이 경우에는 아무리 상대의 경험에 근거하여 정치적 설득의 방법을 쓴다고 하더라도 원하는 바를 얻기가 쉽지 않다. 이런 경우에는 경험을 이해하는 것을 넘어선 다른 것을 이해하고 받아들여야 한다. 이에 대해서 알린스키는 "협상에서처럼 설득을 위한 소통은 다른 사람의 개인 경험 영역 안으로 들어가는 것 이상을 의미한다. 이는 상대방의 중요 가치나 목표를 알아내고 당신의 행동 방침을 바로 그 표적에 맞추는 것이다. 당신은 어떤 쟁점의 합리적인 사실이나 윤리에만 단순히 기초해서는 어느 누구와도 소통할 수 없다"고 지적한다. 즉, 이런 경우에는 단순히 무엇이 더 합리적인가를 넘어 내가 주장하는 것이 적대적 갈등에 있는 상대방의 목표와 가치에도 더 부합한다는 것을 설득해내는 것이 필요하다. 앞서 언급한 대표적 사회적 갈등인 노사관계에서 노동조합은 결국 노동조합이 주장하는 대안이 회사 경영진이 추구하는 이윤과 효율성에도 더 부합한다는 것을 설득해내는 것이다. 회사 경영진 역시 자신들의 대안이 노동조합이 주장하는 노동의 인간화나 평등에도 부합할 수 있다는 것을 설득해낼 때 최대의 정치적 효과를 거둘 수 있다. 마찬가지로 의사와 약사의 갈등, 한의사와 의사들의 갈등과 의사소통도 이런 방식을 고민해볼 필요가 있다. 단순히 상대를 설득하는 것을 넘어 시민들을 설득하는데에 있어서도 마찬가지다. 흔히 정치는 상대가 있는 게임이라고 한다. 정치적 말하기와 글쓰기에서 상대란 갈등의 대상만이 아니라 갈등의 구경꾼인 시민들까지도 포함하여 작성되고 발화되어야 한다.

실제 현실정치의 세계에서도 이것은 매우 중요한데 차분히 정치인들의 말과 글을 분석해보면 이러한 전략적 목표를 달성하기 위해 사용되는 수많은 정치적 말하기의 기술이 있음을 눈치 챌 수 있을 것이다. 예를 들어 미국 민주당은 '성소수자'들의 '동성결혼' 합법화를 추진하면서 그들의 인권을 강조하는 전략을 수정했다. 오히려 공화당 지지자들이 다수가 포진된 보수진영의 가치를 끌어다가 썼다. '동성애자들에게도 가족을 구성할 권리가 있습니다. 가족은 누구에게나 소중한 것입니다.' 이런 방식으로 말이다. 전통적으로 '가족'이라는 가치는 미국사회에서 보수진영의 가치였고 보수진영의 언어였다. 그러나 진보진영인 미국 민주당이 보수적인 용어를 오히려 진보적인 어젠다를 실현하기 위해 가져왔다. 단순히 언어의 독점전략이 아니다. 그것은 상대방의 경험과 가치에 근거해서 설득하는 고도의 정치적 말하기이자 의사소통이었다. 이를 통해 기존과는 다르게 보수층 유권자에

성분명 처방, 단골약국의 '방아쇠'

게도 동성결혼의 정당성을 설득해낼 수 있었고 오바마 대통령 재임기간에 동성결혼 합법화라는 큰 성과를 얻어냈던 것이다.

▶ 정치적 말하기와 글쓰기의 바탕은 '좋은 언어' 다

마지막으로 강조하고 싶은 것은 정치적 말하기와 글쓰기는 좋은 언어를 사용해야 한다는 것이다. 최근 한국의 정치적 말과 글은 누가 더 '센 언어' 또는 논란이 될 만한 '막말'을 동원 하는가를 두고 경쟁하고 있는 듯 보인다. 그러나 앞서 언급했듯이 정치는 '물리적 폭력'이 아닌 '말과 글'로 싸우는 것이다. 그런데 말과 글이 나빠진다는 것은 그만큼 우리의 정치가 나빠지고 있다는 반증이기도 하다. 과격하고 적대적인 언어가 아니라 부드럽고 좋은 언어로도 상대를 설득할 수 있다는 것을. 우리의 주장을 더 잘 이해시킬 수 있다는 것을 믿을 수 있었으면 한다. 말과 글이 나빠지고 정치가 나빠지면 가장 피해를 보는 것은 누구일까? 그것은 정치가 갈등을 조율하고 더 나은 대안과 타협을 통해 만들어내기를 바라는 절박한 상황에 있는 사회적 약자들과 불합리한 갈등의 당사자들일 것이다. 앞으로는 조금 더 좋은 말과 글이 우리 사회를 풍성하게 만들기를 진심으로 기원한다.

'정해진 미래',
성분명처방의 의무화

이 세돌 9단과 알파고의 대결은 바둑애호가를 비롯해 법조계까지 관심이 몰렸다. 바둑애호가는 과연 컴퓨터가 사람을 이길 수 있느냐의 궁금증 이었고, 법조계는 기록과 데이터를 토대로 재판하는 입장에서 향후 법조시장의 모습을 예측할 수 있다는 이유가 될 것이다.

이세돌 9단의 선전이후 미래 인공지능이 넘어설 수 없는 분야가 사회복지분야와 상담분야라는 분석에서 기자는 "개국약사"를 떠 올렸다. 가정상비약편의점 판매, 서비스산업 발전기본법의 잠재된 위협에서 개국약사의 직능은 생각하기 따라서 더욱 중요할 수 있다는 생각이 든다. 복약지도에서 '상담' 을 찾을 수 있고, 약국에 오시는 분들이 장애인 · 노인 · 여성 · 청소년 '사회적 약자' 들이기에 사회복지 라는 커다란 틀에도 부합한다.

하얀가운을 입은 개국약사는 이미 '축복받은 직업' 이라는 설명도

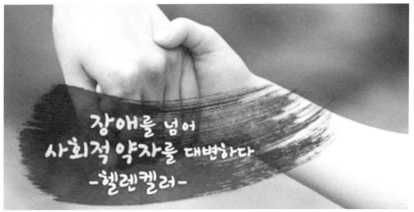

장애를 넘어
사회적 약자를 대변하다
-헬렌켈러-

▲노인.장애인.청소년.여성의 지킴이는 '개국약사' 다.

가능하다. 약국은 전문직과 자영업이라는 특수성이 있지만, 이렇게 발상을 전환하면 어떨까? "나는 개국약사로 사회적 약자인 노인.장애인.여성.청소년들의 '지킴이'로 그들의 손과 마음을 어루만지는 최일선에 있다"고 다시 직업을 재정의하면 좋겠다. 인공지능의 도래는 인력 축소와 조정은 불가피 할 것이다. 그러나, 초고령화사회에서 弱者(약자)지킴이 개국약사는 그 존재와 보람은 늘어날 것이다.

  오늘부터 약사의 정의(定義)를 바꾸자. 의사. 약사.한의사 등의 한축이 아니라 약자에게 먼저 손을 내미는 적극적인 약사상으로 세상을 변화시키자. 국민공감대는 커질 것이다.

'성분명처방'
사회적 합의 이끌어 내야
빈곤·자살률 1위 한국, 성분명처방은 '현실'

‘노후파산' 신간이 화제를 얻고 있다. 부제는 '장수의 악몽'이다. 책 하단에는 "장수가 악몽이 되는 시대를 대비하라"!고 강조하고 있다. 초고령화사회에 접어든 일본은 한국의 참고사례이기에 다가오는 직감이 있었다. 바로 '성분명처방'이었다. 점점 나이는 들고 경제적으로 여유가 없는 노인인구에게 부담이 되는 것은 '약값'이기 때문이다. 아래와 같은 논리로 '성분명처방'은 가능할 것이다. 무엇보다 중요한 것은 약사 스스로 옆에 있는 가족들에게 '성분명처방'의 필요성을 나누려는 마음과 행동이 중요할 것이다. 약국신문은 성분명처방의 사회적 합의를 이끌어 낼때까지 이 문제에 대해 다양한 노력을 지속할 것이다.

2018년 8월, '성분명처방' 왜 가능한가?

개국약사님의 숙원인 성분명 처방은 과거 시범사업 이후 별다른 진전없이 아직도 표류하고 있다. 성분명처방의 힌트를 한 약분쟁과 가정상비약 편의점 판매에서 찾을 수 있다. 성분명처방이 의사약사간의 이해관계에서 나오는 차이는 크지만 설득의 대상은 의사도 약사도 아니다. 공동체를 같이 하는 시민의 '눈높이'

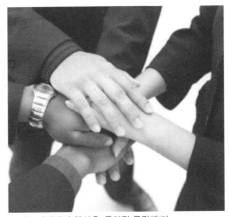
▲성분명처방의 핵심은 '국민적 공감대'다

다. 의학(약학)은 과학이지만 의료(성분명처방)는 정치다. 성분명처방의 과학이 중요치 않다는 것이 아니다. 성분명의 본질은 '정치의 영역' 임을 부인하기는 어렵다. 그렇다면 정치적 설득과 말하기의 핵심은 무엇일까? 실질적 수요자인 국민을 설득하는 것이 제 1순위이고, 약사의 입장에서는 의사를 온전히 존중할 때 답이 나올 것이다.

수요자인 국민을 설득하기 위해서는 2000년 성분명처방 시작 당시와는 달리 우호적인 환경이다.

첫째, 국가의 복지재정에 대한 합리적인 사회적 합의를 한국사회는 갈구하고 있다

둘째, 6년제 약사의 출현이다.

셋째, 약을 복용할 노년인구는 늘어날 수 밖에 없고 같은 성분이면 값싼 약을 선택하려는 수요자의 욕구는 더욱 늘어날 것이다

넷째, 국가복지재정과 건보재정의 이상적인 사회적 합의는 긍정적

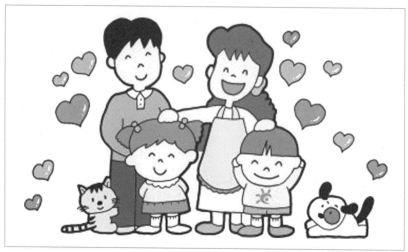
▲약사가족에게 '성분명처방'을 설명하자! 이것이 시작이다

이다

　정치적 의사소통에서 중요한 것은 온전히 상대방을 '존중' 할 때 가능성이 높다. 의사의 진료권.처방권을 온전하게 존중한다면 이제는 약사의 성분명처방은 시대적 요청이 되고 있다

　국민들은 복지재정이 더욱 고루고루 펴지는 정부정책을 희망하고 있다.

　한약분쟁과 상비약 편의점 판매에서 국민들은 상식적인 프레임으로 여론을 형성했던 예가 있다. 의사의 역할을 온전히 존중하면서, 성분명 처방을 도입하는 것이 국민복지 향상을 구현 할 수 있는 시대적 요청임을　설득하고, 마음을 얻을때 '성분명 처방'은 현실로 다가올 것이다.

정해진 미래, "성분명처방의 의무화"

▶ 약사사회 자괴감을 '보람' 으로 바꾸자

2020년부터 인구절벽이 다가오고, 2025년에는 초고령사회를 눈앞에 두고 있다. 여기서 주목할 만한 직업군이 있다.

변호사.의사.예술가 보다 '약사' 다. 혹자는 기계적인 조제는 인공지능 로봇이 대체할수 있다고 해석하시는 경우도 있다. 물론 공감가는 부분도 있다.

필자는 해석을 달리한다. 직업만족도가 높아질 조건을 다음과 같이 정리하고자 한다.

첫째, 장수시대, 건강을 케어하는 직업군이어야 한다

둘째, 일상과 마음을 교류하는 직업이어야 한다

셋째, 시민과 가까이에서 자리잡고 있는 직업이어야 한다

넷째, 경제력.건강.관계 중 생각보다 중요한 것이 '관계' 다. 돈이 부

족하다고 인간은 죽지 않는다. 나이가 들면 아픈 몸은 친구처럼 돼야 한다. 문제는 관계의 '단절'이 두려운 것이다.

아픈 환자에게 일상의 소통은 어떤 경우보다 따뜻한 손길이다. 아픈 몸의 상황에서 따뜻한 말한마디는 듣는 환자에게 큰 위로와 고마움을 느끼게 할 것이다.

위에 네가지 조건에 부합하는 직능은 바로 '약사'다. 그러나 현실은 '약 화상자판기' 등 약사사회는 '자괴감'에 빠진 모습을 본다.

같은 현실에서 왜 다른 결과를 볼까? 그 차이는 늙고 아프고 가난한 노후 세대의 한국을 상상하고 안하고의 차이일 것이다.

▶신제도는 '상상력'에서 나온다

신제품.신기술.신제도 모두 '지식'에서 나오지 않는다. '상상'에서 나온다. 수긍이 간다.

우리는 약을 먹으면서 소중한 '오늘'을 잊기 쉽다. 건강과 관련된 직능의 종사자들은 관계를 회복하고 상호간의 대화에 더욱 신경써야 한다. 본지가 발간하는 성분명처방 메시지북의 가장 큰 효용은 의사의 처방권을 존중하면서 약사직능이 주어진 '성분명처방'을 하자는 것이다. 온전한 제도의 변화는 서로의 존중에서 나오는 것이다.

성분명처방은 "우공이산"과 맥을 같이 한다. "어리석은 노인이 산을 옮겼다는 고사" 그러나 주어진 초고령사회를 생각하면 산은 이미 많이 옮겨지고 있다.

한국의 정해진 노후세대는 "고독하고 아프고 가난하다" 성분명처방으로 약사사회가 더욱 주도적으로 환자의 약 선택권을 돕고, 건강의 기본을 케어할 수 있는 바탕이 반드시 마련돼야 할 시점이다.

한국은 본래 나보다 "우리"를 중요시하는 '관계지향형' 전통문화를 계승해 왔다. 그러나 '우리'의 자랑스런 전통문화는 점점 그 빛이 바래지고 있는 것이 안타까운 현실이다.

▶ 성분명처방의 지향점은 고령사람을 향한 '사랑'

특히 아플때 따뜻한 말한마디는 다른 각도의 "복지"가 되어야 한다.

이를 현실화하는 전제조건은 '성분명처방'이다. 자살과 빈곤1위 한국에서 진정한 생명을 들여다 보아야 한다. "몸은 의사에게 맡긴다, 목숨은 하늘에게 맡긴다. 마음은 스스로 책임져야 한다" 이 구절의 방점은 마음을 책임진다는 것이다.

마음은 서로 이야기하고 소통할 때 지켜진다고 한다. 왜냐면 인간은 소통속에서 '용기'을 얻기 때문이다. 약은 분명 필요하다. 그러나 100세 시대, 좀더 약의 본질에 대해 생각하게 된다. 엉뚱하고 희귀한 가치가 필요하다. 그것이 아무도 말하지 않는 '성분명처방 제도화'다 이를 지향하는 최종적인 인간상은 '노령사람을 향한 사랑'이다. 이는 정해진 현실이다.

뜻을 모으면 길이 생긴다. 이제는 성분명처방 의무화 물꼬를 반드시 트고 나아가야 할 때다.

성분명처방 의무화 도입을 통해 고령화시대 새로운 복지센터 약국의 탄생을 간절히 희망한다.

성분명 처방, 단골약국의 '방아쇠'
성분명처방, 약값 아낀다

초판 1쇄 인쇄 2018년 8월 8일
초판 1쇄 발행 2018년 8월 13일

펴낸곳/도서출판 약국신문

등록번호/제318-2009-000046
주소/서울시 영등포구 버드나루로18길 5
전화/02-2636-5727 팩스/02-2634-7097

ISBN/978-89-98198-15-2
정가/ 25,000원